Singer / Eggstein / Lange / Silberzahn
Gesund essen bei Erkrankungen
der Bauchspeicheldrüse

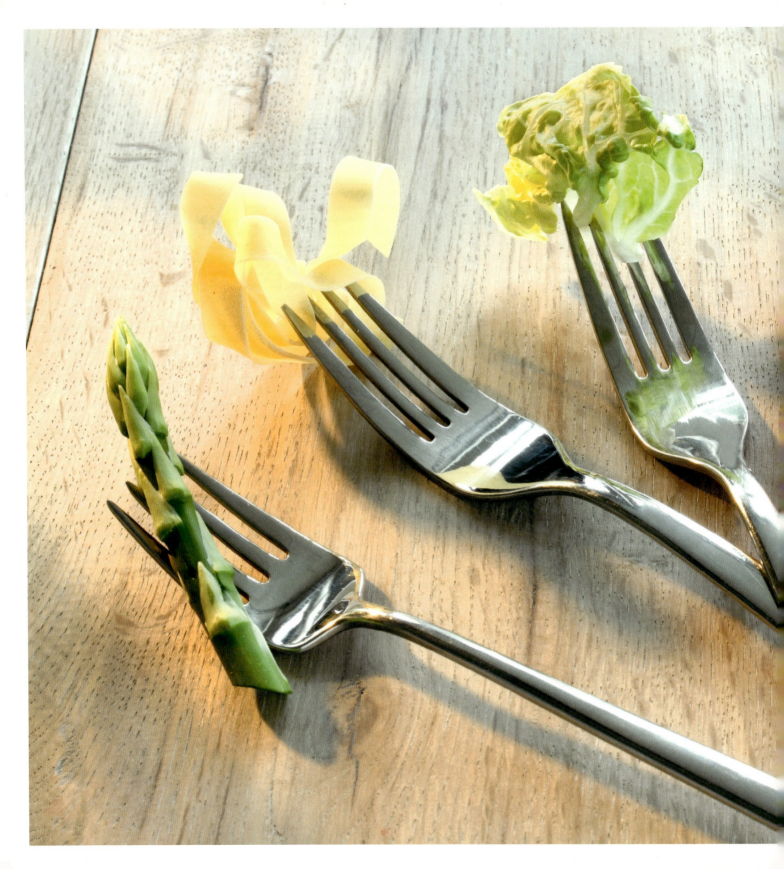

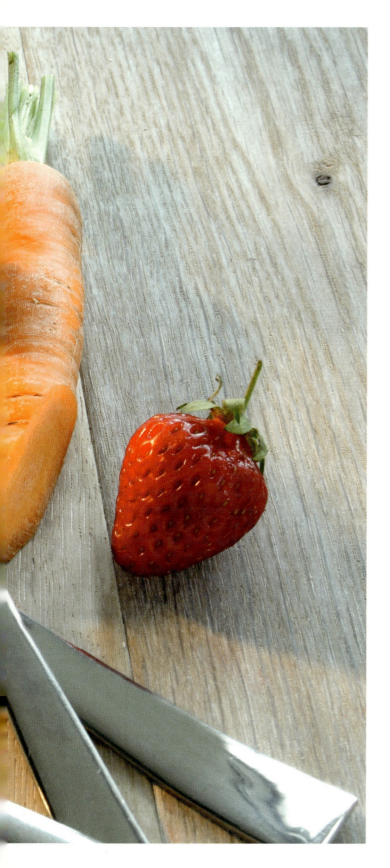

Dr. med. Reinhard Singer
Waltraud Eggstein
Eva-Maria Lange
Elke Silberzahn

Gesund essen bei
Erkrankungen der
Bauchspeicheldrüse

Über 110 Rezepte:
Stärkend und abwechslungsreich

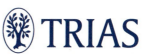

Inhalt

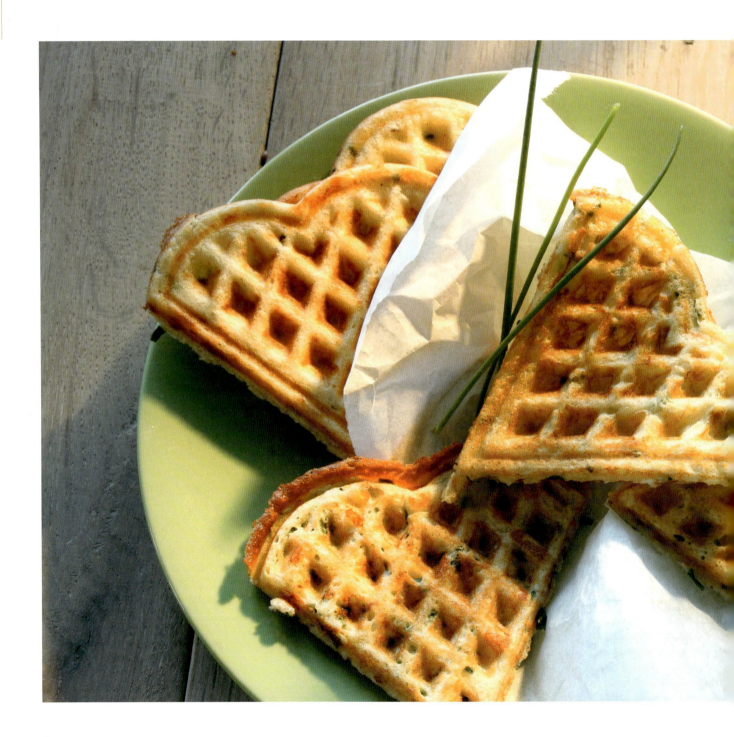

Inhalt

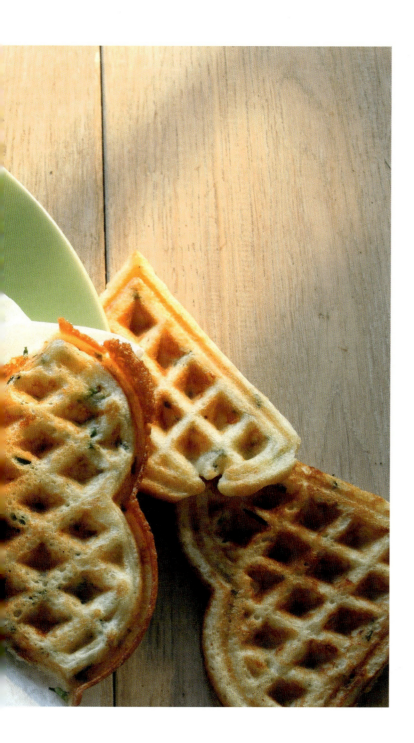

7 **Liebe Leserinnen und Leser**

8 Erkrankungen der Bauchspeicheldrüse
9 Was die Bauchspeicheldrüse leistet
10 Steckbrief chronische Pankreatitis
11 Steckbrief Pankreaskarzinom
12 Weitere Probleme und Störungen
13 Pankreasoperationen

15 Richtig essen bei Erkrankungen der Bauchspeicheldrüse
17 Fette und Enzympräparate
21 Kohlenhydrate und Diabetes
27 Bekömmliche Fertiggerichte

29 Rezepte – reichhaltig kochen
33 **Frühstücksideen**
43 **Kleine Gerichte**
57 **Hauptgerichte**
77 **Beilagen**
87 **Desserts und Süßes**
99 **Kuchen und Gebäck**

114 Rezeptverzeichnis
115 Stichwortverzeichnis
116 Impressum

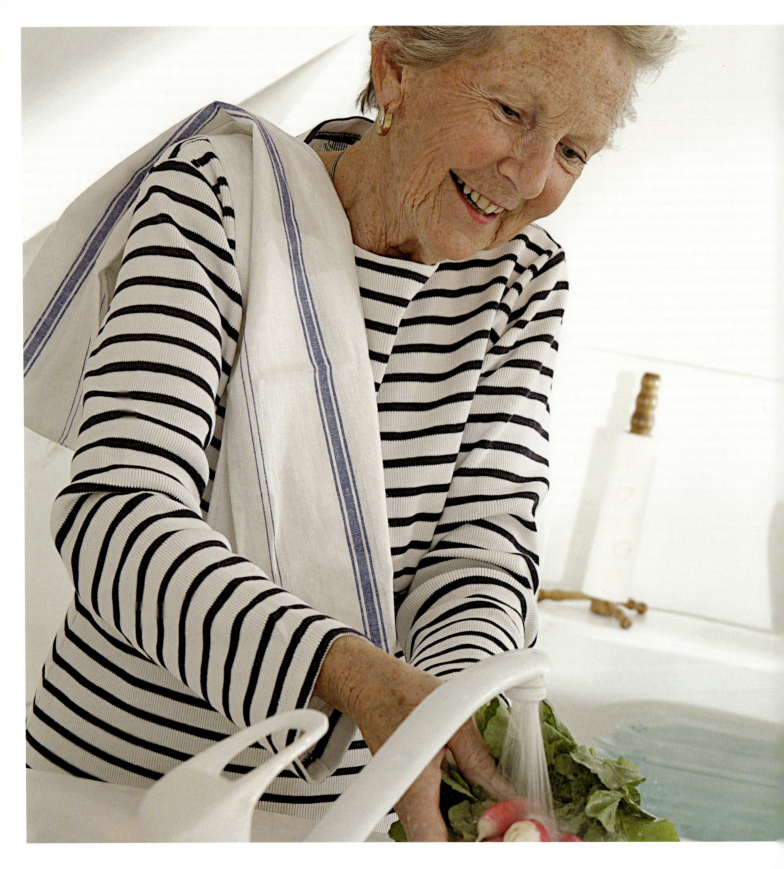

Liebe Leserinnen und Leser

• • • Mit diesem Buch wollen wir Ihnen einen Ratgeber über die Ernährung bei einer Erkrankung der Bauchspeicheldrüse an die Hand geben und die nach einer Operation auftretenden Risiken und Probleme ansprechen.

Wir müssen Jahr für Jahr in Deutschland mit 20 000 Menschen rechnen, die an ihrer Bauchspeicheldrüse neu erkranken. Neben der Niedergeschlagenheit spielt auch die Angst eine Rolle, dass sich das Leben nun völlig verändert und man nicht mehr wie bisher essen und trinken kann. Die Beschwerden bei Bauchspeicheldrüsenerkrankungen können vielfältig sein. Dieser Ratgeber kann daher nicht den Besuch beim Arzt oder einer Diätberatung ersetzen. Wir wollen mit unserem Buch jedoch dazu beitragen, dass die Ernährung für Sie kein zentrales Problem darstellt sondern vielmehr eine angenehme Angelegenheit bleibt. Wenn man eine Bauchspeicheldrüsenkrankheit hat, bekommt man meistens eine Unzahl von Verboten und Einschränkungen genannt, die nur selten einer wissenschaftlichen Prüfung standhalten und nur unnötig verunsichern.

Wir möchten Ihnen die Furcht vor strengen Reglementierungen des Essens nehmen und mit neuen ernährungsmedizinischen Erkenntnissen dafür sorgen, dass Sie Ihre durch die Krankheit auftretenden Unpässlichkeiten überwinden oder lindern können. Die Rezepte in diesem Buch sind einfach nachzukochen, und sie haben sich als gut verträglich erwiesen. Ferner wollen wir Ihnen einige Grundregeln der Ernährung bei dieser komplexen Erkrankung nahebringen, die einfach zu befolgen sind.

Ihr Autorenteam

Heidelberg, im Juli 2012

Erkrankungen der Bauchspeicheldrüse

Auf dem langen Weg, den unser Essen bei der Verdauung nimmt, können viele Turbulenzen auftreten. Das beginnt bei wackelnden Zähnen und endet bei Hämorrhoiden. Wenn nur eine einzige Störung auftritt, hat das meistens schon Auswirkungen auf den gesamten Verdauungsprozess. Nach einer Pankreas-Operation entstehen verschiedenste Probleme, die alle einzeln bedacht und behandelt werden müssen.

Um zu verstehen, was in unserem Körper genau bei der Verdauung geschieht, werden wir ein Käsebrot auf seinem Weg durch den Verdauungskanal beobachten. Nachdem wir einen Bissen in den Mund genommen haben, müssen wir kauen, um ihn schlucken zu können. Dabei wird unser Brot mit Speichel gemischt. Wir zerkleinern die Nahrung und beginnen den Verdauungsprozess mit der Aufspaltung der Kohlenhydrate. Wir machen die Speisen gleitfähig, um sie durch die Speiseröhre in den Magen zu befördern. Im Magen wird unser Käsehappen gespeichert, angewärmt und durch die Magensäure desinfiziert. Außerdem geht die Aufspaltung weiter – durch Magensäure und Enzyme wie Pepsin. Portionsweise wird nun unser Käsebrot durch den Magenpförtner in den Dünndarm geleitet. Hier wird im oberen Abschnitt, dem sogenannten Zwölffingerdarm, der Mageninhalt mit der Gallenflüssigkeit und dem Bauchspeichel gemischt. Bis hierhin ist schon ein Teil der Kohlenhydrate in kleinere Partikel zerkleinert worden und auch das Eiweiß zeigt erste Aufspaltungen. Unverändert ist nur das Fett.

Die Gallenflüssigkeit schäumt das Fett auf und macht es damit angreifbar für die fettspaltende Lipase der Bauchspeicheldrüse. Weitere Bestandteile des Bauchspeichels zerlegen nun die Eiweiße und vervollständigen die Spaltung der Zuckermoleküle. Um die Wirksamkeit der Verdauungsenzyme zu verbessern, wird zudem mit dem im Pankreassekret enthaltenen Bikarbonat der saure Mageninhalt neutralisiert bzw. sogar alkalisch gemacht. Auf der folgenden Reise durch den Dünndarm wird die Aufspaltung der Nahrungsbestandteile beendet und die dabei freigesetzten kleinen Moleküle aus unserem Käsebrot werden in das Blut aufgenommen.

Es bleibt am Ende des Dünndarms nur ein kleiner Rest fester Bestandteile übrig: die Ballaststoffe des Brotes, die

Mineralstoffe und Wasser. Wasser und Mineralien werden nun auf dem Weg durch den Dickdarm aus dem dünnbreiigen Dünndarminhalt zurückgewonnen. Übrig bleibt ein eingedickter Rest, den wir auf den Weg über unsere Toilette in die nächste Kläranlage schicken.

Was die Bauchspeicheldrüse leistet

Erst wenn die Bauchspeicheldrüse nicht mehr richtig funktioniert oder schmerzt, werden wir auf das Organ aufmerksam. Da aber Magen, Darm, Leber, Gallenblase, Milz, Nieren und Wirbelsäule benachbart sind oder in der Nähe liegen, werden diese bekannteren Körperteile oft verdächtigt, die Ursache der Beschwerden zu sein.

Die Bauchspeicheldrüse liegt verborgen in der Bauchhöhle auf der Innenseite der Rückenmuskulatur. Links grenzt sie an Milz, Niere und Nebenniere, rechts an Zwölffingerdarm, Galle und Leber. Unten finden sich die rechte Niere und der Darm. Auf der Bauchspeicheldrüse – in der Fachsprache heißt sie Pankreas – liegen der Magen und Teile der Leber. Durch den Pankreaskopf zieht der Haupt-Gallengang, der zusammen mit dem Ausführungsgang der Bauchspeicheldrüse an der sogenannten Papilla Vateri in den Zwölffingerdarm einmündet. Die Papille ist ein Schließmuskel, der sich immer dann öffnet, wenn zur Verdauung der Nahrung Gallenflüssigkeit und Verdauungsenzyme benötigt werden. Doch welche Aufgaben hat die Bauchspeicheldrüse überhaupt? Zu den Hauptfunktionen zählen:

Bildung des Bauchspeichels. Dieser ist ein Gemisch aus Enzymen, Bikarbonat und Wasser. Durch dieses Sekret wird unser Essen so zerlegt, dass es aus dem Darm ins Blut aufgenommen werden kann.

Bildung und Abgabe des Insulins. Erst mithilfe von Insulin kann der Blutzucker als Energieträger aus dem Blut in die Muskulatur, das Gehirn und andere Zellen transportiert werden.

Der Bauchspeichel setzt sich aus Wasser, verschiedenen Enzymen, Bikarbonat und Mineralien zusammen. Die Enzyme unterstützen die Umwandlung

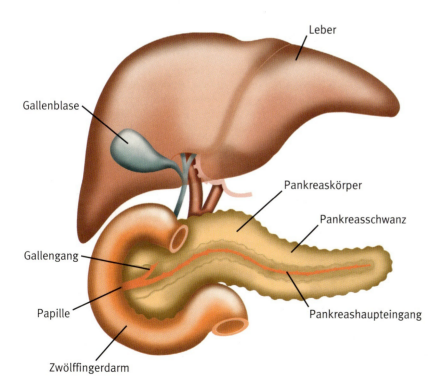

◀ Wo sitzt die Bauchspeicheldrüse?

von Molekülen. In unserem Fall werden die Fette, Eiweiße und Kohlenhydrate unserer Nahrung aufgespalten und dies so weit, bis die Speisepartikel klein genug sind, um aus dem Darm in das Blut übertreten zu können. Das ist eine recht komplizierte Angelegenheit, denn der Körper muss dabei aufpassen, sich nicht selbst zu zerstören und aufzulösen; er besteht schließlich aus den gleichen Grundbausteinen wie die Nahrung. So bildet das Pankreas für die Eiweißverdauung in der Drüse zunächst unwirksame Vorstufen von Enzymen, die normalerweise erst im Darm in ihre aktive Form umgewandelt werden, bekannt sind insbesondere Trypsin und Chymotrypsin. Ähnlich ist es auch mit der Fettverdauung. Nur in Verbindung mit der Gallenflüssigkeit im Darm können die fettspaltenden Enzyme ihre volle Wirksamkeit entfalten, der wichtigste Vertreter des Fettabbaus heißt Lipase. Für die Kohlenhydratverdauung ist es die Amylase.

Die Wirkung von Enzymen und Insulin

Einzelne Verdauungsenzyme gibt es auch in anderen Körperregionen, z. B. die Speichelamylase im Mund. Sie können z. B. den freigesetzten Zucker schmecken, wenn Sie Schwarzbrot lange kauen. Oder das proteinspaltende Pepsin des Magens und die Enterokinase des Zwölffingerdarms, das die Vorstufen des Trypsins, das Trypsinogen aufspaltet und somit die wirksame Version herstellt.

Über fein abgestimmte Hormonabgaben und Nervenverbindungen wird die Zusammensetzung des Bauchspeichels so gesteuert, dass die Enzym- und Wasserbestandteile des Bauchspeichels der im Dünndarm bereitliegenden Nahrung angepasst werden.

Auch das Milieu, in dem die Verdauung im Darm stattfindet, ist nicht unbedeutend. So wirken die fett- und eiweißspaltenden Enzyme bei normaler Körpertemperatur und im leicht alkalischen Niveau am besten. Vorverdaut durch den Magensaft ist die Speise aus dem Magen durch seinen Säureanteil aber relativ sauer. Doch durch den neutralisierenden Anteil des Bauchspeichels, das Bikarbonat, ändert sich das rasch – der Darminhalt wechselt ins Basische und die Pankreasenzyme können optimal wirken.

Ähnlich reagiert das hormonproduzierende (endokrine) Pankreas auf Blutzuckerschwankungen. Vorrätiges Insulin wird freigesetzt und neues wird produziert, wenn der Blutzuckerwert hoch ist. Das Insulin sorgt für eine Senkung der Glukose im Blut, indem es den Zucker aus der Blutbahn in die Zellen der Muskulatur oder des Gehirns eintreten lässt. Ist der Blutzucker aber zu niedrig, hat das Pankreas auch ein Hormon, das den Blutzucker ansteigen lässt. Denn: Fehlt Glukose, funktionieren die Muskulatur und das Gehirn nicht mehr richtig. Über das Hormon Glukagon wird die Zuckerproduktion in der Leber angeregt, die Insulinbildung verringert und somit eine ausreichende Energieversorgung im Organismus gesichert.

Bei diesen ganzen komplizierten Prozessen können Sie sich jetzt sicherlich gut vorstellen, dass es zu erheblichen Problemen kommen muss, wenn dieses fein abgestimmte System aus dem Gleichgewicht gerät.

Steckbrief chronische Pankreatitis

Die chronische Pankreatitis ist eine schubweise verlaufende Entzündung, die mit einer schleichenden Funktionsminderung einhergeht. Immer wiederkehrende Entzündungsschübe führen zu einem mehr oder weniger schnellen Verlust von funktionsfähigem Pankreasgewebe. Dieses wird durch funktionsloses Narbengewebe ersetzt. Als Folge kommt es zu Abflussbehinderungen des Pankreassekretes. Die Entzündung führt zu einer anhaltenden Reizung des Nervengeflechtes, das die Bauchspeicheldrüse durchzieht. Folgende Ursachen kann eine chronische Pankreatitis haben:
- Gallensteinerkrankung
- vererbte (hereditäre) Form
- autoimmune Form
- Fettstoffwechselstörung
- Alkohol- und Nikotinmissbrauch
- Überfunktion der Nebenschilddrüse
- Fehlbildung (Pankreas divisum)
- Mukoviszidose

- posttraumatisch (nach einem Unfall)
- bisher unbekannte Ursachen (idiopathisch)

Symptome: Die chronische Pankreatitis kann anfangs unbemerkt bleiben oder wegen uncharakteristischer Beschwerden auf Nachbarorgane projiziert werden. Übelkeit, Völlegefühl, krampfartige Bauchschmerzen und anhaltende heftige Schmerzen treten auf. Später folgen Fettstuhl, Blähungen, Durchfall, Gewichtsabnahme, Gelbsucht und Diabetes – noch später Zahnausfall und Knochenbrüche. Die fortschreitende Erkrankung führt durch die starken Schmerzen, den körperlichen Abbau und den Verlust der Verdauungs- und Hormonproduktion zu zunehmender Verminderung der Lebensqualität. Die Krebsgefahr steigt mit zunehmender Dauer der Pankreatitis.

Therapie: Der Verzicht auf Alkohol und Nikotin sowie die Beseitigung der Ursachen, wie beispielsweise Gallensteine, kann ein Fortschreiten der Entzündung verhüten, doch eine Rückbildung der bereits eingetretenen Veränderung ist nicht möglich. Die Schmerzen lassen sich durch Wärmeanwendung, vorübergehende Nahrungskarenz und eine das Bauchfell entspannende Lagerung anfangs verringern. Später müssen Schmerzmittel eingenommen werden.

Eine fettarme Diät in vielen kleinen Mahlzeiten eingenommen verhindert weiteres Abnehmen. Der eingetretene Mangel an Pankreassekret und Insulin muss, je nach Ausmaß, ausgeglichen werden. Das bedeutet: Zum Essen werden Enzymkapseln (z. B. Kreon) eingenommen. Insulin wird bei einem Mangel ebenfalls ersetzt, indem man nach vorheriger Bestimmung des Blutzuckers eine entsprechende Insulinmenge spritzt. Bei fortbestehenden starken Beschwerden sollte eine Operation erfolgen.

Steckbrief Pankreaskarzinom

In Deutschland erkranken jährlich etwa 13 000 Menschen an Pankreaskrebs, wobei Frauen und Männer etwa gleich häufig krank werden. Das mittlere Erkrankungsalter beim Mann liegt bei 69 und bei der Frau bei 76 Jahren.

Der Tumor steht an vierter Stelle der krebsbedingten Todesursachen. Weil er durch seine Lage selten früh Symptome auslöst, wird er oft erst spät entdeckt.

Das Pankreaskarzinom ist eine bösartige Geschwulst des Pankreas, die zu über 80 % im Kopf der Bauchspeicheldrüse entsteht. Sie bildet sich ganz überwiegend aus dem drüsigen Anteil des Organs. Seltener sind Krebsgeschwülste aus den hormonproduzierenden Anteilen oder zystische (blasige) Tumoren. Zu den Ursachen und Risikofaktoren kann man derzeit nicht viel sagen, denn bei diesem Krebs gibt es noch sehr viele nicht geklärte Faktoren, die gegenwärtig untersucht werden, so sind auch Ursachen und Schutzfaktoren noch nicht gut zu definieren. Nachweisbare Risikofaktoren sind:
- genetische Komponenten
- Rauchen
- chronische Pankreatitis
- Toxine (z. B. Chromate)

Sehr wahrscheinlich spielen Diabetes mellitus, Übergewicht, Alkoholexzesse oder ballaststoffarme Ernährung ebenfalls eine Rolle. Zu den Schutzfaktoren zählen körperliche Bewegung und häufig Gemüse und Obst zu essen.

Symptome: Frühe Krankheitszeichen sind selten. Schmerzlose Gelbsucht, Gewichtsabnahme, das Neuauftreten oder die plötzliche Verschlechterung einer Zuckerkrankheit und Bauch- oder Rückenschmerzen sind relativ charakteristisch, aber kaum als früh zu bezeichnen. Andere Symptome wie Appetitmangel, Völlegefühl, Meteorismus (Blähsucht), Sodbrennen oder Thromboseneigung werden nicht gleich an einen Pankreastumor denken lassen.

Therapie: Die einzige Möglichkeit der Heilung besteht in der operativen Beseitigung des Tumors. Für diesen Eingriff muss man in ausreichend guter Verfassung sein, der Tumor muss technisch entfernbar sein und es dürfen keine Tochterabsiedlungen in anderen Organen aufgetreten sein. Ist eine Operation nicht möglich, kann versucht werden, mit einer Vorbehandlung eine operationsfähige Situation zu schaffen. Durch die moderne Chemotherapie kann man heute den Krankheitsverlauf deutlich verlängern und das bei ausreichend guter Lebensqualität. Parallel dazu ist eine symptombezogene Behandlung, etwa der Schmerzen oder des Appetitmangels nötig.

Weitere Probleme und Störungen

Es gibt weitere häufige Erkrankungen oder Anomalien der Bauchspeicheldrüse, z. B. die akute Pankreatitis.

Akute Pankreatitis

Diese Entzündung des Pankreas kann unterschiedlich verlaufen. Meistens schwillt die Bauchspeicheldrüse nur an, es gibt in der Umgebung Flüssigkeitsansammlungen und es entsteht kein erkennbarer Gewebeverlust. Man spricht dann von einer ödematösen Pankreatitis, etwa 80 % der akuten Bauchspeicheldrüsenentzündungen verlaufen so.

Bei der nekrotisierenden Form kommt es zum Absterben kleiner oder großer Abschnitte des Pankreas. Das führt meistens zu Komplikationen. Dort, wo das Gewebe abstirbt, bilden sich Pseudozysten oder Abszesse (Eiterherde). Es entstehen Funktionsstörungen in der Bauchspeicheldrüse und oft an anderen Organen wie Lunge, Niere oder Darm. Diese Form der Erkrankung betrifft ca. 20 % der akuten Pankreatitis, die Folgen aber sind erheblich. Jeder fünfte Patient stirbt durch die Komplikationen. Dauerhafte Funktionsstörungen und langes Krankheitslager mit langsamer Erholung sind bei diesem Verlauf häufig.

Das Hauptsymptom der akuten Pankreatitis ist der starke Oberbauchschmerz, der als teils bohrend, teils anhaltend und ausstrahlend in den Rücken angegeben wird. Hinzu kommen Übelkeit und Erbrechen. Häufige Ursachen der akuten Pankreatitis sind Abflussbehinderungen durch Gallensteine, Traumata oder Tumore, ferner chronischer Alkoholgenuss, Infektionskrankheiten, Medikamentennebenwirkungen oder Folgen einer ERCP (endoskopische retrograde Cholangiopankreatografie).

Ob man eine Pankreatitis bekommt, wird außerdem von der genetischen Veranlagungen mitbestimmt. So gibt es sowohl Faktoren, die vor einer Entzündung der Bauchspeicheldrüse schützen, als auch Faktoren, die eine Pankreatitis begünstigen, insbesondere wenn die genannten Risikofaktoren dazukommen. Die Therapie richtet sich natürlich nach den jeweiligen Gegebenheiten des Einzelnen.

Nach dem allmählichen oder raschen Nachlassen der Beschwerden beginnt ein manchmal mühsamer Kostaufbau, der durch längere Phasen immer wiederkehrender Schmerzen zu einer Geduldsprobe werden kann. Dabei ist der stetig zunehmende Proteinanteil und später das langsame Steigern der Fettmenge charakteristisch. Schließlich sollte eine ausgewogene, nicht zu fettreiche Ernährung das Ziel sein – in mehreren kleineren Mahlzeiten eingenommen.

Pankreas divisum

In unserer Embryonalentwicklung entsteht die Bauchspeicheldrüse aus zwei Anteilen, die sich bei einer normalen Entwicklung zu einem Organ zusammenfügen. Bei etwa 10 % der Menschen bleiben allerdings eigenständige Gänge bestehen, wenn die beiden Teile auch formal zusammengewachsen sind. Wir haben in dieser Situation auch zwei Ausführungsgänge, die jeweils den Bauchspeichel in den Darm ableiten. Bei etwa 10 % dieser Betroffenen kann es nun im Mündungsbereich des Pankreasganges zu Verengungen kommen, die einen Abfluss des in der Drüse gebildeten Bauchspeichels behindern. So entsteht ein Rückstau und dieser wiederum führt zu einer Pankreatitis. Man behandelt diese Sonderform, indem man den Pankreasgang wieder erweitert. Das geschieht mithilfe eines Röhrchens (Stent). Da dieses Vorgehen aber selten dauerhaften Erfolg verspricht, wird man den verengten Teil des Ganges durch eine operative Korrektur wieder erweitern müssen (Papillenplastik) und damit diese Form der Pankreatitis dauerhaft beseitigen. Selten bilden sich auch rezidivierende Entzündungen ohne primäre Gangeingungen. Hier spielen Erbfaktoren wohl eine große Rolle.

Pankreasoperationen

Man unterscheidet grundsätzlich zwischen Drainage-Verfahren und resezierenden Operationen. Darunter versteht man entweder die Beseitigung von Abflusshindernissen durch eine Umgehung oder die Entfernung von Teilen der Bauchspeicheldrüse. Bei der Drainage werden Pankreaszysten abgeleitet, die durch ihren Druck auf die Umgebung Störungen hervorrufen oder dadurch gestaute Pankreaswege entlasten. Man schneidet die Zyste auf und leitet das Pankreassekret über eine auf die Zystenöffnung genähte Darmschlinge ab. Man kann auch verengte Gangabschnitte erweitern oder eröffnen. Dies gilt für Patienten mit einer chronischen Pankreatitis. Bei einem nicht entfernbaren Pankreaskrebs wird durch eine Umgehungsoperation (Bypass) eine Behinderung der Nahrungspassage aus dem Magen oder der Gallenflüssigkeit aus der Leber behoben. Bei einer Resektion werden tumortragende oder entzündete Teile des Pankreas entfernt. Die häufigsten Formen werden nachfolgend beschrieben.

Duodenumerhaltende Pankreaskopfresektion

Bei diesem, der Pankreatitis vorbehaltenem Verfahren werden Teile des Pankreaskopfes entfernt, der Pankreasgang eröffnet und der Gallenabfluss in der Regel nicht verändert. Auf diese Weise kann man den Hauptentzündungsprozess im Pankreaskopf beseitigen und Abflussbehinderungen des Pankreassekretes beenden. Der entfernte Gewebeanteil ist relativ gering, zudem bleibt durch das Erhalten der Darmstrukturen die Nahrungspassage unverändert, so mindert sich die Funktion meistens wenig, Mangelsymptome sind selten.

Pankreaskopfresektion nach Kausch/Whipple

Bei dieser Operation wird der Pankreaskopf von der übrigen Drüse abgetrennt, das Duodenum, die Gallenblase und ein Teil des Magens werden entfernt. Mit einem neueren Verfahren (Traverso) wird der Magen erhalten. Die Entscheidung, welche Variante gewählt werden muss, hängt von der lokalen Situation im Operationsgebiet ab, da die magenerhaltende Variante rascher zu einer Erholung führt und zudem der Magen nicht verkleinert wird, setzt man diese Verfahren so oft wie möglich ein. Diese Resektion ist eine typische Tumoroperation bei Pankreaskopfkarzinom, aber auch nach schwerer Pankreatitis kann sie nötig werden.

Die Folgen sind vielfältig. Zunächst müssen der Gallengang, der Magen und der erhaltene Pankreasteil mit dem verkürzten Darm verbunden werden. Das bedeutet eine große Umstellung in der Nahrungspassage, der Durchmischung der Speisen mit Gallenflüssigkeit und Bauchspeichel und der Resorption (der Aufnahme der verdauten Nahrung in das Blut). Die Verkleinerung des Bauchspeicheldrüse verringert die Leistungsfähigkeit des Organs. Im Laufe der Jahre tritt bei der Hälfte der Patienten ein insulinpflichtiger Diabetes auf. Die verminderte Verdauungsleistung, also die geringere Enzymbildung, muss durch die Einnahme von Enzymen während der Mahlzeiten ausgeglichen werden.

Die Bildung von Bikarbonat, das die Magensäure neutralisiert und so die Wirksamkeit des Bauchspeichels verbessert, ist ebenfalls ein wichtiger Faktor im Zusammenspiel unserer Verdauungsorgane. Da Bikarbonat vorwiegend im Pankreas und wenig auch im Zwölffingerdarm produziert wird, muss sein Fehlen ebenfalls berücksichtigt werden.

Pankreasschwanzresektion

Hier wird der Pankreasschwanz und ggf. auch der Pankreaskörper entfernt, der Pankreaskopf bleibt erhalten. In etwa 20% wird auch die Milz mit entfernt. Diese Operation wird sowohl bei Tumoren als auch bei chronischer Pankreatitis angewendet – vorausgesetzt, die Passage des Sekretes durch den Pankreaskopf ist nicht gestört. In diesen (seltenen) Fällen kann man über eine drainierende Darmschlinge an dem Schnittrand des Pankreaskopfes den Sekretfluss sicherstellen. Da Umstellungen am Darm normalerweise nicht nötig sind, bleibt die Speisepassage unverändert.

Die Funktionsstörung ist vom Ausmaß der Verkleinerung des Pankreas abhängig, entsprechende Ersatzbehandlung ist selten dauerhaft nötig. Nach einer Milzentfernung müssen Schutzimpfungen gegen Meningo- und Pneumokokken sowie Haemophiluserreger erfolgen.

Totale Pankreatektomie

Hier wird das gesamte Pankreas entfernt einschließlich Gallenblase und Zwölffingerdarm häufig auch noch die Milz und ein Teil des Magens. Diese Operation erfolgt fast ausschließlich zur Tumorentfernung. Hier wird in jedem Fall ein Diabetes auftreten, der durch das Fehlen von Insulin und seinem Gegenspieler dem Glucagon besonders schwierig einzustellen ist. Hinzu kommt, dass die Resorption von Nahrung durch die veränderten Verhältnisse im Darm und den Mangel an Bauchspeichel und Bikarbonat kompliziert ist. Zu jeder Mahlzeit muss Pankreasenzym eingenommen werden, daher finden Sie bei jedem Rezept die empfohlenen Lipaseeinheiten.

Weitere seltene Operationen, die nicht zu Funktionseinbußen führen, sind die Papillenplastik, die Neueinpflanzung des Pankreasganges in den Darm – etwa beim Pankreas divisum oder gutartigen Papillentumoren. Die Enukleation bzw. das Herauslösen umschriebener gutartiger Tumoren aus dem Pankreas und ferner die Segmentresektion, wenn sich in der Mitte des Pankreas ein kleiner krankhafter Prozess befindet und man zum Zweck des Organerhaltes nur diesen Bezirk entfernen will. Das ist technisch aufwendig, aber erhält große Teile der Bauchspeicheldrüse.

INFO

Arbeitskreis der Pankreatektomierten e. V.

Die schwierige Situation nach einer Bauchspeicheldrüsen-Operation brachte in den 70er-Jahren Betroffene auf die Idee, unter dem Motto »Hilfe durch Selbsthilfe« in Heidelberg den Arbeitskreis der Pankreatektomierten (AdP) zu gründen. Heute ist der Arbeitskreis der Pankreatektomierten e. V. mit seinen über 1000 Mitgliedern eine Selbsthilfeorganisation für alle Patienten, bei denen eine Erkrankung der Bauchspeicheldrüse vorliegt oder vermutet wird. Hierbei kann es sich beispielsweise um einen Tumor der Bauchspeicheldrüse (z. B. Pankreaskarzinom) oder um eine Entzündung (Pankreatitis) handeln. Besonders intensiv bemüht sich die Selbsthilfegruppe um Patienten, bei denen die Bauchspeicheldrüse wegen einer dieser Erkrankungen teilweise oder vollständig entfernt werden musste.

Im Internet finden Sie den Arbeitskreis unter www.bauchspeicheldruese-pankreas-selbsthilfe.de.

Haus der Krebs-Selbsthilfe
Arbeitskreis der Pankreatektomierten e. V.
Thomas-Mann-Str. 40
53111 Bonn

Tel.: 02 28/3 38 89-2 51 oder -2 52
E-Mail: adp-bonn@t-online.de

Richtig essen bei Erkrankungen der Bauchspeicheldrüse

Ihnen schwirren wahrscheinlich viele Fragen im Kopf herum. Was muss ich beachten bei meiner zukünftigen Ernährung? Wann muss ich Enzyme einnehmen und wie viel? Was darf ich auf keinen Fall essen? Wie sieht es aus mit Fett? Ist Süßes erlaubt? Wichtig ist auch, dass Sie selbst austesten, was Ihnen bekommt und in welcher Dosierung Sie vermeintlich Unverträgliches doch vertragen können.

Eine ausgewogene Ernährung nach den zehn Regeln der Deutschen Gesellschaft für Ernährung (DGE) wird für gesunde Menschen empfohlen und sollte auch die Grundlage bei chronischer Pankreatitis und nach Pankreasresektionen sein. Da die Symptome nach Pankreasresektionen sehr vielfältig sein können, sind die folgenden Empfehlungen kein Ersatz für eine individuelle Diätberatung (S. 16). Die Lebensmittelauswahl basiert auf den Regeln der »Leichten Vollkost«. Die gute Nachricht: Es gibt keine Verbote. Anhand des Ernährungsfahrplans erkennen Sie, was meist gut vertragen wird (S. 21). In kleinen Mengen können Sie auch die bedingt geeigneten oder weniger empfehlenswerten Nahrungsmittel austesten. Sollten Sie diese gut vertragen, steigern Sie langsam die Menge. Essen Sie häufiger eine Kleinigkeit; 5–7 kleine Mahlzeiten sind in der Regel bekömmlicher als 3 große. Auch zu Kaltes oder zu Heißes sollten Sie meiden, und gegarte, also warme Lebensmittel und Speisen sind oft besser bekömmlich als Rohes. Ein Tabu besteht allerdings – verzichten Sie auf Alkohol und Nikotin.

Reichlich Getreideprodukte und Kartoffeln.
Brot, Nudeln, Reis, Getreideflocken, besonders aus Vollkorn, sowie Kartoffeln enthalten kaum Fett, aber sind reich an Mineralstoffen, Vitaminen und Ballaststoffen. Bei Vollkornprodukten sind Haferflocken und Vollkornbrote aus fein vermahlenem Vollkornmehl gut verträglich. Vollkornbrote mit ganzen Körnern bereiten häufig Probleme (Blähungen, schneller Stuhldrang).

Gemüse und Obst – nimm 5 am Tag.
Verzehren Sie täglich 3 Portionen Gemüse und 2 Portionen Obst. Damit nehmen sie reichlich, Vitamine, Mineralstoffe und sekundäre Pflanzenstoffe auf. Im Allgemeinen sind gegarte Lebensmittel leichter verdaulich, aber

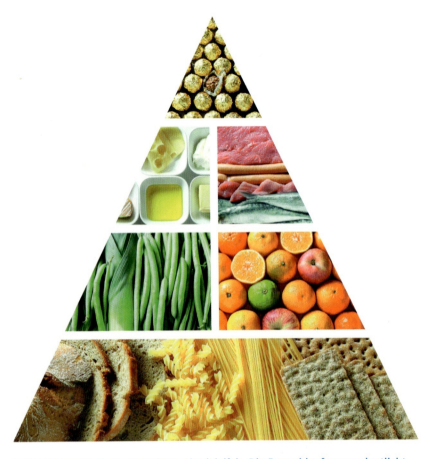

▲ Genießen Sie die ganze Lebensmittelvielfalt. Die Pyramidenform verdeutlicht, welchen Anteil die verschiedenen Lebensmittelgruppen an der gesamten Tageskost haben sollen. Welche Lebensmittel besonders gut verträglich sind, entnehmen Sie dem Ernährungsfahrplan (S. 21).

WISSEN

Diätberatung in Anspruch nehmen

Diätberatungen werden in der Regel von den Krankenkassen auf der Grundlage des Paragrafen 43 SGB V erstattet. Klären Sie im Vorfeld vorsichtshalber die Kostenübernahme mit Ihrer Kasse. Lassen Sie sich die medizinische Notwendigkeit zur Beratung von Ihrem Arzt bescheinigen. Eine formlose ärztliche Bescheinigung über die ernährungsabhängige Erkrankung genügt in aller Regel.

viele Sorten können Sie auch roh essen – beispielsweise Orangen, Bananen oder Erdbeeren. Die empfindlichen Vitamine und sekundären Pflanzenstoffe bleiben dann besser erhalten.

Milch, Milchprodukte, Fleisch und Fisch. Die Faustregel lautet: täglich 1 Glas Milch oder Milchprodukt + 2 Scheiben Käse. Milchprodukte enthalten hochwertiges Eiweiß und reichlich Kalzium. Bei Fleisch und Wurstwaren sollten es pro Woche nicht mehr als 300–600 g sein. Seefisch liefert Iod und je nach Fettgehalt auch wertvolle Omega-3-Fettsäuren.

Reichlich trinken. Wasser ist absolut lebensnotwendig. Trinken sie mindesten 1,5 l am Tag, z. B. Kräuter- und Früchtetee, milden Kaffee, stilles oder nicht so stark mit Kohlensäure versetztes Mineralwasser. Mineralwasser mit hohem Kohlensäuregehalt sollten Sie besser meiden.

Sparsam salzen. Mit Salz sparsam umzugehen gelingt Ihnen am besten, indem Sie gezielt Kräuter und Gewürze einsetzen, die den Eigengeschmack der Speise unterstreichen. Und greifen Sie bei Salz zu einer Sorte, die auch Fluorid und Iod enthält.

Achten Sie auf Ihr Gewicht und bleiben Sie in Bewegung. Streben Sie Ihr Normalgewicht an. Die Maßeinheit für Normalgewicht ist der BMI. Formel zur Berechnung: Körpergewicht in Kilogramm geteilt durch Körpergröße in Quadratmeter. Der Normbereich liegt je nach Alter zwischen 18,5 kg/m² und

Normalwerte Gewicht

Alter/Jahre	BMI-Normalwert (kg/m²)
19 – 24	19 – 24
25 – 34	20 – 25
35 – 44	21 – 26
45 – 54	22 – 27
55 – 64	23 – 28
64	24 – 29

29 kg/m². Dieser sollte bei Ihnen möglichst nicht unter 19 kg/m² liegen. Haben Sie Untergewicht, können Sie mit Maltodextrin Ihr Essen anreichern. Auch können Sie unter Ihre Speisen und Getränke etwas Sahne, Butter oder Pflanzenöl rühren. Sollten Sie nicht genügend Nahrung aufnehmen können, lassen Sie sich Trinknahrungen vom Arzt verschreiben. Die Krankenkassen übernehmen in der Regel die Kosten. Aber vergessen Sie bitte nicht, auch zur Trinknahrung Enzympräparate einzunehmen. Es gibt eine große Auswahl an Trinknahrungen, die alle Nährstoffe, Vitamine und Mineralstoffe enthalten. Trinknahrungen erhalten Sie nur in der Apotheke oder direkt beim Hersteller. Lassen Sie sich bei der Auswahl von einer Diätassistentin beraten.

WISSEN

Essen unterwegs

Zu Hause lassen sich gut verträgliche Kleinigkeiten zubereiten. Doch wenn man den ganzen Tag unterwegs ist, kann es schon mal eng werden. Sie sollten also immer etwas zu essen dabei haben, falls es unterwegs gerade nichts oder nicht das Richtige für Sie zu kaufen gibt. Und: Regelmäßig etwas zu essen ist gerade für Menschen mit einem Diabetes sehr wichtig, denn sonst droht eine Unterzuckerung.

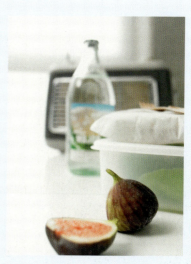

Für unterwegs eignen sich aus dem Rezeptteil dieses Buches:
- mit Aufschnitt oder Käse belegte Kefir-Kresse-Brötchen (S. 39)
- Brötchen mit Camembert-Möhren-Aufstrich (S. 36)
- Fitburger (S. 51)
- Couscoussalat in kleine Vorratsdosen abgefüllt (S. 52)
- Polentawürfel (S. 52)
- Party Hot Dogs (S. 47)
- Tortilla-Happen (S. 48)
- Grießbrei mit Apfelmark in kleine Vorratsdosen abgefüllt (S. 34)
- Milchreis mit frischen Erdbeeren in kleine Vorratsdosen abgefüllt (S. 35)
- Apfelquark in kleine Vorratsdosen abgefüllt (S. 88)
- Sanddornquark in kleine Vorratsdosen abgefüllt (S. 89)
- Sie können natürlich auch im Restaurant essen. Wählen Sie dabei überschaubare Gerichte, von denen Sie den Fett- oder Kohlenhydratgehalt einschätzen können, z. B. Fleisch oder Fisch ohne Panade, Gemüse, Kartoffeln, Reis oder Nudeln.

Fette und Enzympräparate

Eine ausreichende Fettzufuhr ist bei Erkrankungen der Bauchspeicheldrüse sehr wichtig. Fett liefert viel Energie und ist Voraussetzung für die Aufnahme von fettlöslichen Vitaminen. Das Problem: Häufig wird leider das Fett schlecht vertragen. Bis noch vor wenigen Jahren empfahl man eine fettreduzierte Kost, doch das ist passé. Um Untergewicht und Mangelernährung zu vermeiden, sollten Sie eine verträgliche Fettmenge aufnehmen, und diese individuell tolerierte Menge schwankt von Mensch zu Mensch zwischen 70 g und maximal 100 g am Tag.

Bei den meisten Bauchspeicheldrüsenerkrankungen ist die Einnahme von Enzympräparaten notwendig, und Ihre Enzymeinnahme orientiert sich an der Fettzufuhr. Die Präparate enthalten die für die Verdauung notwendigen Enzyme in der richtigen Mischung. Enzympräparate gibt es als Tabletten, Kapseln oder Granulat. Ihr behandelnder Arzt wird Ihnen, je nach Operationsverfahren, das entsprechende Präparat verordnen. Die Wirkungsdosis wird in Lipaseeinheiten angegeben, z. B. 10 000 IE, 25 000 IE oder 40 000 IE Lipaseeinheiten. Die Dosierung richtet sich nach dem Fettgehalt des Essens.

Lieber zu viele Enzyme als zu wenig

Folgende Faustregel müssen Sie sich merken: auf 1 Gramm Nahrungsfett kommen 2000 Lipaseeinheiten. Enthält Ihre Mahlzeit z. B. 10 g Fett, dann nehmen Sie ein Präparat mit 25 000 IE Lipase oder 2 × 10 000 IE Lipase. Die benötigte Menge ist aber individuell unterschiedlich. Sie kann sowohl über als auch unter diesem Richtwert liegen. Anderes Beispiel – Sie möchten folgende Gerichte aus diesem Kochbuch zubereiten:
- Asia-Nudeln mit Hähnchenbrust (8 g Fett) +
- Blattsalat mit Zitronen-Vinaigrette (4 g Fett) +
- Apfelquark (3 g Fett) = 15 g Fett

15 g Fett × 2000 IE Lipase = 30 000 IE Lipase = 3 Kapseln à 10 000 IE Lipase

Grundsätzlich gilt: Lieber zu viel als zu wenig Enzyme einnehmen. Bei allen Rezepten finden Sie Angaben zur Fettmenge. Außerdem gibt es im Buchumschlag eine Tabelle über den durchschnittlichen Fettgehalt der Lebensmittel. Besonders wichtig ist es, die Enzyme während des Essens einzunehmen – am besten nach den ersten zwei oder drei Bissen. Wenn Sie eine größere Mahlzeit zu sich nehmen, dann splitten Sie die Enzymzufuhr, z. B. eine Kapsel zu Beginn der Mahlzeit, eine in der Mitte und eine am Ende der Mahlzeit. Besteht eine Zwischenmahlzeit nur aus Obst, Fruchtsaft oder einem anderen zuckerhaltigen Getränk, müssen Sie keine Enzyme einnehmen.

Bei schweren Durchfällen und/oder heftigen Bauchbeschwerden könnten MCT-Fette hilfreich sein. Diese werden unabhängig von Enzymen in den Körper aufgenommen. Bei der Verwendung beachten Sie bitte Folgendes: Steigern Sie die Zufuhr langsam. Beginnen Sie mit 10 g pro Tag und erhöhen Sie die Menge täglich um 5 bis 10 g. Die Höchstmenge pro Tag liegt bei ca. 80 g, auf mehrere Mahlzeiten verteilt.

Tipps bei Verdauungsproblemen

Das hilft bei Blähungen:
- Lebensmittel aus der Rubrik »weniger empfehlenswert« meiden, z. B. Kohlsorten, frisches Brot, Hülsenfrüchte
- Enzymeinnahme überprüfen
- Luftschlucken beim Essen und Trinken meiden, langsam essen und gut kauen
- Verträglichkeit von Milchzucker testen
- Kümmel zum Garen von Gemüse verwenden
- Trinken von blähungshemmend wirkendem Tee, z. B. Fenchel-Kümmel-Anis

Das hilft bei Durchfällen:
- Durchfälle können verschiedene Ursachen haben – bei länger anhaltenden Durchfällen immer den Arzt konsultieren
- In der akuten Phase können Tees, Wasserschleimsuppen und Zwieback eingesetzt werden, z. B. langgezogener Schwarztee, Kamillen- oder Pfefferminztee, Hafer- oder Reisschleim nur mit Wasser gekocht und Salz abgeschmeckt

Besondere Lebensmittel

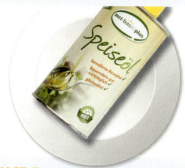
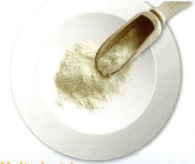
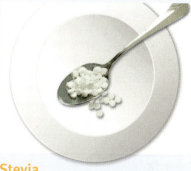

MCT-Fette

MCT-Fette (engl. »Medium Chain Triglycerides«) sind Fette mit mittelkettigen Fettsäuren, die keine Lipase zur Verdauung benötigen. Somit müssen Sie auch keine Enzymtabletten einnehmen. Sie werden ohne Lipase der Bauchspeicheldrüse sowie ohne Gallensäuren innerhalb kürzester Zeit vom Darm aufgenommen. Es gibt sowohl Margarine als auch Speiseöl aus MCT-Fetten. Erhältlich sind die Produkte im Reformhaus oder direkt beim Anbieter (Dr. Schär, Tel. (01 805) 54 40 41, www.basis-mct.com). Setzen Sie die MCT-Fette keiner unnötig langen Erhitzung und keiner Hocherhitzung aus – besser ist die Zugabe der Fette zu den warmen Speisen nach der Zubereitung. Margarine eignet sich sehr gut als Streichfett, Öl ist gut für Salate. MCT-Öl ist bis ca. 130 Grad erhitzbar. Zum Braten und Frittieren ist es nicht geeignet. Vermeiden Sie langes Warmhalten oder Wiedererwärmen. Die Speisen bekommen evtl. einen leicht bitteren Geschmack.

Maltodextrin

Gelingt es Ihnen nicht, über Ihr gewohntes Essen genügend Kalorien aufzunehmen, gibt es ein fettfreies Anreicherungsmittel: Malto-Dextrin. Es besteht aus leicht verdaulichen Kohlenhydraten. Da das Maltodextrin-Pulver nahezu geschmacksneutral ist und sich gut auflöst, kann es in viele Speisen und Getränke eingerührt werden (Wasser, Tee, Fruchtsäfte, Milchshakes, Suppen, Breie etc.). Sie erhalten es in der Apotheke oder beim Internetversand.

Süßstoffe

Süßstoffe eignen sich zum Kochen und Backen. Die kalorienfreien, künstlichen Süßstoffe gibt es in flüssiger Form, als Tabletten und Streusüße. Sie haben keine Auswirkung auf den Blutzuckerspiegel und schmecken um ein Vielfaches süßer als Zucker – deshalb muss man entsprechend weniger verwenden. Zuckeraustauschstoffe wie Fruchtzucker oder Sorbit liefern hingegen Kalorien. Ihre Süßkraft entspricht in etwa der Süße des Zuckers. Vorsicht: In größeren Mengen wirken sie blähend und abführend.

Stevia

Stevia ist ein aus den Blättern der südamerikanischen Pflanze Stevia rebaudiana gewonnenes Stoffgemisch, das seit Dezember 2011 als neuer Süßstoff (E 960) auf dem Markt ist. Es gibt ihn in flüssiger oder Pulverform oder als Süßstofftabletten. Da Steviolglycoside durch chemische Verfahren gewonnen werden, zählt Stevia wie alle Süßstoffe zu den Zusatzstoffen. Die Süßkraft ist ca. 300-mal höher als die von Zucker. Der Geschmack ähnelt zwar dem von Zucker, allerdings mit einer leichten »Lakritznote«. Die neue Süße ist kalorienfrei und nicht kariogen. Zum Einfluss von Stevia auf den Blutzuckerspiegel gibt es noch keine endgültigen klinischen Studien. Solange die festgelegte Verzehrmenge von 4 mg/kg Körpergewicht nicht überschritten wird, gilt Stevia als unbedenklich. Ob der Geschmack von Stevia Ihnen zusagt, müssen Sie selbst entscheiden. Da dieser Süßstoff beim Erproben der Rezepte noch nicht zugelassen war, haben wir ihn nicht verwendet.

Richtig kochen bei Pankreaserkrankungen

Fett richtig dosieren

Wählen Sie nur leichtverdauliche Fette aus wie Butter, Margarine und Pflanzenöle. Die tolerierte Menge schwankt zwischen 70 g und maximal 100 g am Tag – das ist gar nicht so wenig. Doch auf sehr fettreiche Lebensmittel und Speisen sollten Sie verzichten. Das gilt unter anderem für Gans, Haxe, in Schmalz Gebackenes, Frittiertes oder sehr fette Desserts mit Mascarpone oder Sahne (Tiramisu oder Panna Cotta) etc. Eine fettarme Tiramisu-Variante finden Sie auf Seite 89. Bei Milchprodukten können Sie Milch, Joghurt und Dickmilch bis 3,5 % Fett verwenden. Käse sollte max. 45 % F.i.Tr. enthalten, Quark und Schichtkäse max. 20 % F.i.Tr.

Verträgliche Fleischsorten

Alle mageren Fleischsorten eignen sich. Hierzu zählen die Stücke aus Bug, Rücken, Keule und Filet von Kalb, Rind und Schwein. Darüber hinaus Lammfilet, Pute, Hähnchen (ohne Haut), Reh, Hirsch und Fasan. Bei den Innereien sind Leber, Herz, Niere, Zunge und Lunge verträglich. Normales Hackfleisch enthält in der Regel zu viel Fett. Es gibt die Möglichkeit, beim Metzger Hackfleisch aus der Schweine- und Rinderkeule herstellen zu lassen. Dieses ist sehr fettarm. Für das Rezept vom Mediterranen Puten-Hackbraten (S. 62) benötigen Sie Putenhackfleisch. Wegen einer Verordnung darf dies der Metzger nicht herstellen, Sie können ein Stück Putenbrustfilet aber selbst durch den Fleischwolf drehen oder mithilfe der Küchenmaschine zerkleinern. Ab und zu bieten Supermärkte auch fertig abgepacktes Geflügelhackfleisch an. Bei den Wurst- und Aufschnittsorten zählen Geflügelwurst, Brühwurst, Corned Beef, Sülze, gekochter Schinken und Lachsschinken zu den Sorten, die am wenigsten Fett enthalten.

Fettarm zubereiten

Einige der Rezepte in diesem Buch garen Fleisch mithilfe eines Bratschlauchs: beispielsweise der Mediterrane Puten-Hackbraten (S. 62) oder das Gulasch aus dem Bratschlauch (S. 61). Ohne großen Aufwand können Sie so ein feines Fleischgericht zaubern. Den Bratschlauch schneiden Sie so zu, dass man die Enden noch gut zusammenbinden kann und der Braten darin gut Platz hat. Der Braten oder das Gulasch wird dann in den Schlauch gelegt und etwas Wasser dazugegeben. Dann den Schlauch zubinden, oben einen kleinen Einschnitt in den Schlauch machen und im Backofen garen. So einfach, dass es selbst Ungeübte hinkriegen!

Verträglicher Fisch

Beim Fisch eignen sich prima alle Magerfische, wie z. B. Seelachs, Scholle und Kabeljau. Darüber hinaus sind Thunfisch im eigenen Saft (Dose), Muscheln, Krusten- und Schalentiere verträglich. Lachs können und sollten Sie in kleinen Mengen (bis 50 g pro Mahlzeit) genießen, da dieser Kaltwasserfisch viele lebenswichtige Omega-3-Fettsäuren liefert, die der Körper nicht selbst herstellen kann.

Bekömmliche Kost

Garen Sie die Speisen bei möglichst niedrigen Temperaturen, soweit es geht möglichst kurz und in wenig Wasser. So bleiben die Nährstoffe am besten erhalten. Und vermeiden Sie es, zu stark anzubraten – die Röststoffe könnten die Verträglichkeit der Speisen verschlechtern. Nehmen Sie sich Zeit und genießen Sie Ihr Essen. Essen Sie nicht nebenbei. Und: »Gut gekaut ist halb verdaut« – also essen Sie langsam und kauen Sie gründlich.

Viele Kräuter und Gewürze unterstreichen nicht nur den Eigengeschmack der Speise, sondern wirken darüber hinaus auch verdauungsfördernd. Ob Fenchel, Anis, Kümmel, Majoran oder Beifuß – die Kräuter unterstützen auf ganz natürliche Art und Weise den Verdauungsprozess. Sie können z. B. ganze Kümmelkörner zum Garen von Gemüse verwenden – das macht das Gemüse bekömmlicher. Und Fenchel-Kümmel-Anis hilft wirksam gegen Blähungen.

Kohlenhydrate und Diabetes

Verwenden Sie Zucker und zuckerhaltige Lebensmittel in Maßen, insbesondere dann, wenn bei Ihnen ein Diabetes vorliegt. In diesem Fall sollten Sie Zucker und Zuckerhaltiges nie isoliert, z. B. in Getränken zu sich nehmen, sondern immer in Kombination mit anderen Nährstoffen in einer Mahlzeit. Für eine gute Diabeteseinstellung empfehlen wir die Teilnahme an einer Diabetiker-Schulung. Dort lernen Sie den Umgang mit Insulin und die Abstimmung der Insulindosis auf die Kohlenhydratmenge. Der Kohlenhydratgehalt in Lebensmitteln wird berechnet nach Broteinheiten oder Kohlenhydrateinheiten.

1 Broteinheit (BE) =
ca. 12 g Kohlenhydrate

1 Kohlenhydrateinheit (KHE oder KE) =
ca. 10 g Kohlenhydrate

Kohlenhydrataustauschtabellen erleichtern die Berechnung. Die darin angegebenen Mengen entsprechen immer 1 BE oder KE/KHE. Da unterschiedliche Tabellen im Umlauf sind, benutzen Sie am besten die Tabelle, die Sie in der Schulung erhalten haben. Zu berechnen sind grundsätzlich:
- alle Getreideprodukte
- Milch, Joghurt, Dickmilch, Buttermilch, Sauermilch
- Kartoffeln
- Obst und Obstsäfte
- kohlenhydratreiche Gemüse wie Hülsenfrüchte, Erbsen, Rote Bete
- Zucker und Süßwaren

Zucker und zuckerhaltige Lebensmittel sollten Sie nur in kleinen Mengen verwenden, da der Blutzucker schnell ansteigt. Dazu zählen auch Konfitüren, Honig, Trockenobst, Süßigkeiten, Limonaden, gesüßte Fruchtsäfte und Cola-Getränke. Wenn Sie Zucker verzehren, dann immer in Kombination mit anderen Nährstoffen oder Ballaststoffen. Dadurch wird eine schnelle Aufnahme des Zuckers ins Blut vermieden. Sie essen dann z. B. ein zuckerhaltiges Dessert innerhalb einer Mahlzeit oder ein Stück Kuchen, der noch Fett und Eiweiß enthält. Süßstoffe können Sie ohne Berechnung verwenden. Sie haben keinen Einfluss auf den Blutzuckerspiegel.

Für Patienten nach totaler Pankreasresektion empfehlen wir auf jeden Fall eine größere kohlenhydrathaltige Spätmahlzeit kombiniert mit Fett und Eiweiß, damit es nicht zu nächtlichen Unterzuckerungen kommt. Außerdem ist hier eine richtige Enzymdosierung sehr wichtig. Denn wenn die Kohlenhydrate nicht verdaut werden, kann der Körper sie nicht aufnehmen und eine Unterzuckerung könnte die Folge sein.

Ernährungsfahrplan

Lebensmittelgruppe	geeignet	bedingt geeignet	weniger geeignet
MILCH UND MILCHPRODUKTE 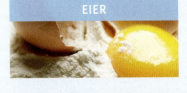	Flüssige Produkte bis 3,5 % Fett; Käse bis max. 45 % F.i.Tr.; Quark bis max. 20 % F.i.Tr.	süße Sahne, Schmand, Crème fraîche (bis max. 10 g/Portion) Doppelrahmfrischkäse, Feta, saure Sahne (max. 40 g/Portion)	Mascarpone, Käse über 45 % F.i.Tr. sowie scharfe und würzige Sorten und Hartkäse, z. B. Roquefort, Romadur, Emmentaler
EIER 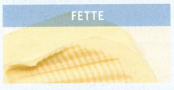	Eierstich, Eieinlauf, pochiert, in verarbeiteter Form	Omelette, Pfannkuchen	hart gekochte Eier, Spiegelei
FETTE 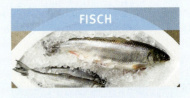	Butter, Margarine, Pflanzenöle		Schmalz, Talg, Kokosfett, Mayonnaise
FISCH	Magerfische, z. B. Seelachs, Scholle, Kabeljau Thunfisch im eigenen Saft, Muscheln, Krusten- und Schalentiere, Lachsfilet	Thunfisch in kleinen Mengen (bis 50 g/Portion)	Fettfische wie Aal, Hering, Makrele, Lachs in größeren Mengen; marinierte und geräucherte Fische, Fisch in Öl eingelegt
FLEISCH, WURST 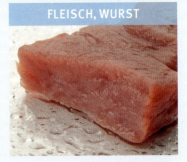	Bug, Rücken, Keule, Filet von Kalb, Rind und Schwein, Lammfilet, Pute, Hähnchen, Reh, Hirsch, Fasan; Leber, Herz, Niere, Zunge, Lunge; Geflügelwurst, Brühwurst, Corned Beef, Sülze, gekochter Schinken, Lachsschinken	magerer Schwartenmagen oder Zungenwurst, magerer Fleischkäse	Fleisch von Bauch, Brust und Nacken, Speck, Hammelfleisch, Gepökeltes und Geräuchertes, Wildschwein, Gans, Ente; Bries, Hirn; Rohwurst wie Salami, Cervelat, Landjäger, Blutwurst, Tee-, Leber-, Mettwurst, roher Schinken, Speck

ERNÄHRUNGSFAHRPLAN

Lebensmittelgruppe	geeignet	bedingt geeignet	weniger geeignet
BROT UND GETREIDE	Weiß- u. Mischbrot (abgelagert), Brötchen; helles Knäckebrot, Grahambrot (abgelagert); Reis, Grieß, Sago, Stärke, Nudeln, Hirse, Quinoa, Haferflocken, Graupen, Maisgrieß: Weizenmehl bis Type 1050, Roggenmehl bis Type 997	Buchweizen, Grünkern (bis 20–30 g/Portion), Weizen- und Dinkelvollkornmehl	Schrot, ganze Körner, Amaranth, frisches Brot reines Sauerteigbrot
GEBÄCK	Biskuit, Brandmasse, Quark-Öl-Teig, Hefeteig (abgelagert), Strudelteig, Reiswaffeln, Zwieback	Gebäck aus Rührteig und Mürbeteig in kleinen Mengen	Blätterteig, Frittiertes, Buttercreme- und Sahnetorten
HÜLSENFRÜCHTE	Sojadrink und Tofu		alle Sorten, z. B. Linsen, Bohnenkerne, Erbsen
NÜSSE UND SAMEN		5 g/Portion, z. B. Haselnüsse, Mandeln, Mohn, Sesam	
KARTOFFELN	Salz-, Pell- und Herzoginkartoffeln, Kartoffelbrei; gekochte Kartoffelklöße, Püreepulver		in Fett gebraten oder frittiert

ERNÄHRUNGSFAHRPLAN

Lebensmittelgruppe	geeignet	bedingt geeignet	weniger geeignet
GEMÜSE	Aubergine, Blumenkohl-, Brokkoli- und Romanescoröschen, Blattsalate, Chinakohl, Chicorée, Fenchel, Kresse, Gurke (gegart), Kohlrabi (jung), Kürbis, Mangold, Möhre, Pastinake, Petersilienwurzel, Prinzessbohnen, Rote Bete, Sellerie, Spargel, Spinat, Staudensellerie, Tomate, Zucchini, Zuckerschoten	Bambussprossen, Erbsen fein, Mais, Radieschen, Senfgurken, Sojakeimlinge (20–30 g/Portion), Champignons (10 g/Portion)	Rot-, Rosen-, Grün- und Weißkohl, Wirsing, Paprika, Pilze, Zwiebeln, Knoblauch, Gurken (roh), Gewürzgurken, Rettich, Rukola, Lauch, Schwarzwurzeln, Sauerampfer, Topinambur
OBST 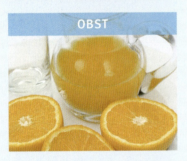	Apfelsine, Banane, Erdbeeren, Grapefruit, Heidelbeeren, Himbeeren, Kaki, Kiwi, Mandarine, Melone, Papaya, Sanddornsaft, Mango (essreif); **Gegart:** Apfel, Aprikose, Birne, Pfirsich, Nektarine, Litschi, Guave	Ananas (gegart 30 g/Portion), Brombeeren, Weintrauben (ca. 20 g/Portion), Kirschen aus dem Glas (30 g/Portion); Sultaninen (10 g/Portion), Hagebutte als Konfitüre	rohes Stein- und Kernobst (Pflaume auch gekocht), Avocado, Granatapfel, Eberesche, Johannisbeeren, Maulbeeren, Loganbeeren, Stachelbeeren, Mispel, Oliven, Passionsfrucht, Rhabarber; Trockenobst
GETRÄNKE 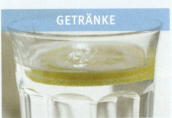	Mineralwasser (still), Kaffee (magenfreundlich, reizarm); alle Teesorten, Fruchtsäfte (verdünnt)		alkoholische Getränke, Säfte aus ungeeignetem Obst, Limonaden, Cola

ERNÄHRUNGSFAHRPLAN

Lebensmittelgruppe	geeignet	bedingt geeignet	weniger geeignet
KRÄUTER UND GEWÜRZE 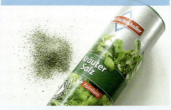	alle Küchenkräuter bis auf Schnittlauch; Salz, Anis, Curcuma, Lorbeer, Nelke, Kümmel, Wacholderbeeren, Kardamom, Koriander, Zimt, Vanille, Paprika edelsüß, Curry mild	Pfeffer, Ingwer, Sojasauce, milder Senf in kleinen Mengen	Schnittlauch, Bärlauch, Meerrettich; scharfer Senf, scharfes Paprikapulver, Tabasco
SÜSSWAREN 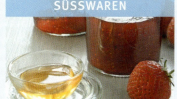	Zucker, Vanillezucker, Konfitüre, Honig; Bonbons, Gummibärchen, Geleefrüchte; Kaugummi (Sorbit)	Kakao (stark entölt) und kakaohaltige Getränkepulver in kleinen Mengen (10 g/Portion); Schokolade (5 g/Portion); Schaumwaren	Pralinen, Marzipan, Schokolade in großen Mengen, Eis

Die Auswahl erhebt keinen Anspruch auf Vollständigkeit.

WISSEN

Wichtiges zu den Rezepten (ab Seite 32)

- Sie finden bei allen Rezepten Angaben zu Portionsmengen. Die meisten Rezepte sind für 2 Personen. Manche Rezepte sind küchentechnisch in kleinen Mengen nicht herzustellen und deshalb für eine größere Portionenzahl ausgerichtet.
- Die Portionsgrößen sind normal groß. Es kann sein, dass Sie kleinere Portionen besser vertragen und dafür öfter etwas essen. Bei scharfen Gewürzen, z. B. Pfeffer, Ingwer zuerst die Verträglichkeit mit Kleinstmengen austesten.
- Fertigprodukte wie z. B. Gemüsebrühe, Saucenpulver können ausgetestet werden, es ist aber ratsam, Fleischbrühen, Gemüsebrühen selbst herzustellen und in Eiswürfelbehälter einzufrieren. So haben Sie bei Bedarf immer etwas zur Hand.
- Die Rezepte enthalten einen geringen bis mittleren Fettanteil. Die Angabe der Fettmenge erleichtert Ihnen die Berechnung der Enzympräparate.
- Um bei Diabetes die BE/KE-Menge besser einschätzen zu können, empfehlen wir, anfangs die Mengen auf einer Digitalwaage abzuwiegen. Sollte bei Ihnen kein Diabetes vorliegen, kann Süßstoff durch Zucker ersetzt werden.

Häufig gestellte Fragen

» Es heißt, Fette mit einem niedrigen Schmelzpunkt sind besonders verträglich. Welche sind das?

Butter, Margarine und Pflanzenöle wie z. B. Raps-, Soja-, Sonnenblumen-, Maiskeim-, Kürbiskern- oder Walnussöl. Olivenöl kann aufgrund seiner chemischen Struktur in größeren Mengen Unverträglichkeiten auslösen.

» Unter welchen Umständen soll ich MCT-Fette verwenden?

Diese Fette sind nur dann erforderlich, wenn Sie übliche Fette nicht vertragen. Dann sollten Sie aber zunächst überprüfen, ob genügend Enzyme eingenommen werden. Treten trotz Enzymmengenerhöhung noch Fettstühle auf, bieten sich als Alternative MCT-Fette an. Wichtig ist, diese langsam einschleichend zuzuführen, d. h. mit einer kleinen Menge von ca. 10 g pro Tag beginnen und die Dosis täglich etwas steigern.

» Was wird in einer Diätberatung besprochen?

Die Diätberatung orientiert sich an Ihren individuellen Bedürfnissen. Es ist schwierig, darauf pauschal zu antworten. Die Inhalte sind abhängig vom Krankheitsbild, vom Anliegen und vom Kenntnisstand der Klienten. Sie lernen in der Beratung, sich trotz Einschränkungen gesund zu ernähren und Beschwerden zu vermeiden; außerdem den richtigen Umgang mit Enzympräparaten und die Berechnung von Fett und Kohlenhydraten. Sollten Sie sehr viel Gewicht verloren haben, erhalten Sie Tipps, wie Sie Ihr Körpergewicht stabilisieren oder steigern können. Für die Inanspruchnahme einer Diätberatung wird eine ärztliche Verordnung benötigt.

» Kann ich irgendwann wieder alles essen?

Leider gibt es wenige Betroffene, die nach Pankreasoperationen wirklich alle Lebensmittel und Speisen ohne Einschränkungen vertragen. Meist bleiben ein paar unverträgliche Lebensmittel wie z. B. Knoblauch oder Zwiebeln in großen Mengen übrig. Die »strenge« Lebensmittelauswahl aus diesem Buch kann erfahrungsgemäß immer erweitert werden.

» Was sind sekundäre Pflanzenstoffe und helfen Sie bei Krebserkrankungen?

Es sind Stoffe, die in der Pflanze nicht im primären Stoffwechsel entstehen, wie z. B. Kohlenhydrate, Fette oder Eiweiß. Diese Stoffe bildet die Pflanze im zweiten Schritt, also sekundär. Sie sind keine Nährstoffe und liefern keine Energie. Der Pflanze dienen sie als Boten- und Schutzstoffe, als Farb- und Aromastoffe und als Wachstumsregulatoren.

Reichlich sekundäre Pflanzenstoffe sind enthalten in Obst, Gemüse, Vollkornprodukten, Hülsenfrüchten und Nüssen. Nach gegenwärtigem Kenntnisstand scheinen sie eine Vielzahl von Funktionen im menschlichen Körper beeinflussen zu können. Unter anderem können sie wahrscheinlich Krebs vorbeugen, das Immunsystem stärken, Entzündungen hemmen und den Blutdruck senken. Deshalb sollte eine gesunde Ernährung 2 Portionen Obst und 3 Portionen Gemüse enthalten. Es ist empfehlenswert, möglichst verschiedene pflanzliche Lebensmittel aufzunehmen, so erhält man das gesamte Spektrum an sekundären Pflanzenstoffen.

Bekömmliche Fertiggerichte

Wenn man sich im Supermarkt umschaut, dominieren vorgefertigte Lebensmittel. Wir investieren in das Kochen viel weniger Zeit als noch vor 30 Jahren. Viele Produkte sind für Ihre Ernährung nicht geeignet, da sie zu fett oder zu scharf sind oder unverträgliche Lebensmittel beinhalten. Doch was Sie verwenden können, sehen Sie in der Tabelle rechts.

Studieren Sie bitte immer die Zutatenliste. Also beim Einkauf die Lesebrille nicht vergessen – die Inhaltsstoffe auf den Fertiggerichten sind fast immer sehr klein gedruckt. Auf der Zutatenliste sind die Zutaten in absteigender Reihenfolge angeordnet, also die Zutat, die mengenmäßig am häufigsten vorkommt an 1. Stelle.

Gemüsebrühe fettfrei Zutaten: Salz, Maltodextrin, Hefeextrakt, Karotten, Zwiebel, Sellerie, Lauch, Mais

1 Teelöffel = ca. 4 g wird benötigt für ¼ l fertige Brühe.

In dieser kleinen Menge dürften der Zwiebel- und Lauchanteil keine Unverträglichkeiten auslösen.

Bekömmliche Fertiggerichte

Sortiment	Was kommt infrage?
Trockenprodukte	Kartoffelpüree-Pulver, Kartoffelknödel-Pulver
	Bei Suppen und Saucenpulver muss anhand der Inhaltsstoffe ausgeschlossen werden, dass unverträgliche Lebensmittel (z. B. Zwiebel, Knoblauch) enthalten sind.
Konserven	verträgliches Gemüse natur
	Obst im eigenen Saft oder mit Süßstoff gesüßt? (siehe jeweils Ernährungsfahrplan S. 21)
Tiefkühlprodukte	geeignete Gemüsesorten (keine Mischungen oder gewürzte Produkte), siehe Ernährungsfahrplan S. 21
	Fleisch und Fisch in naturbelassenem Zustand. Fertigprodukte müssen auf Inhaltsstoffe überprüft werden und fettarm zubereitet sein. Das Gleiche gilt für den Tiefkühl-Heimservice.
Kühlwaren	Spätzle, Schupfnudeln, Knödelteig
	Bei Joghurt und Milchzubereitungen ist auf den Fettgehalt und die Zuckermenge zu achten.
Babynahrung	Gemüse, Menüs, Obstgläschen und Breie können eine Alternative sein, wenn mal der Appetit fehlt.

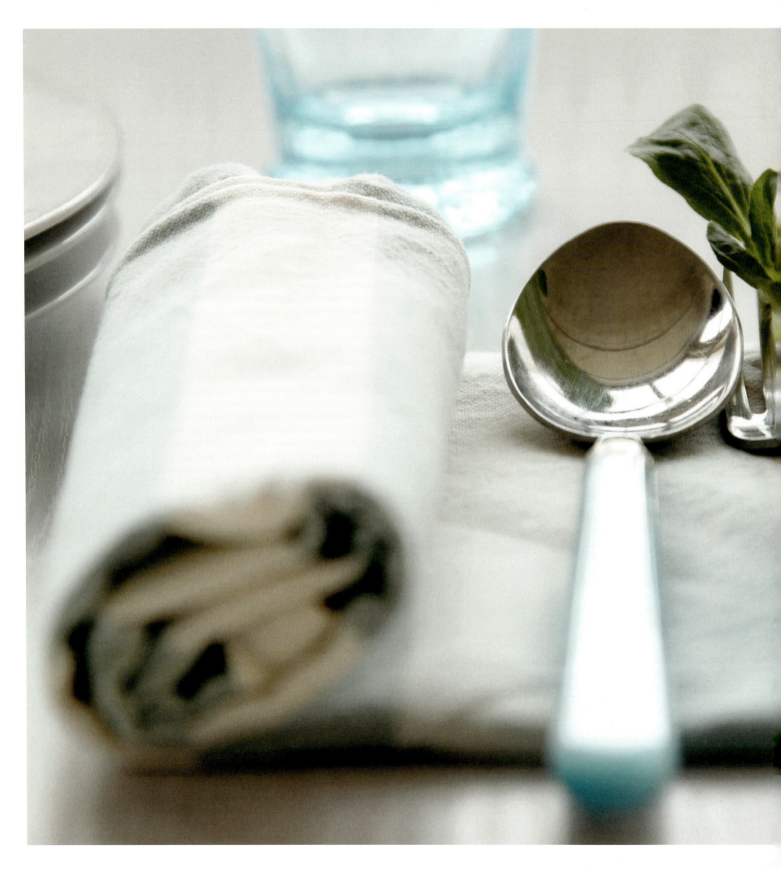

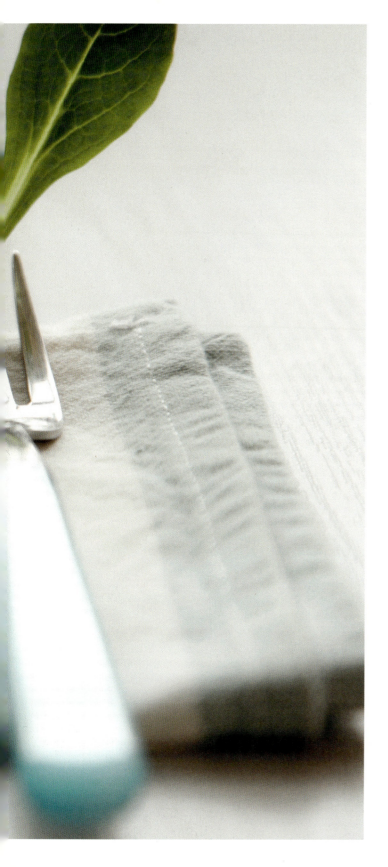

Rezepte – abwechslungsreich kochen

Sie werden schnell merken, dass es nicht schwer ist, leckere Gerichte zu zaubern und dabei das Fett und die BEs im Auge zu behalten. Die Rezepte schmecken darüber hinaus der ganzen Familie und die Gerichte werden Ihnen dabei helfen, Ihr Gewicht zu halten.

GRUNDREZEPTE

So gelingt die Umstellung

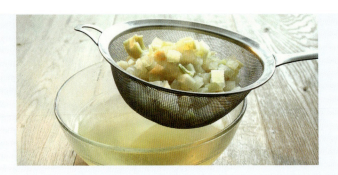

Die Lebensmittelauswahl in den Rezepten basiert auf den Empfehlungen der leichten Vollkost. Um Beschwerden zu vermeiden, ist es unmittelbar nach Pankreasoperation sinnvoll, wenn Sie sich daran orientieren. Danach sollten Sie sich aber schon an Lebensmittel wagen, die nur bedingt empfehlenswert sind.

Erfahrungsgemäß sind »warme Speisen« besser bekömmlich und leichter verdaulich. Wählen Sie nährwertschonende Garverfahren wie Dünsten, Dämpfen und Garen in Folien. Halten Sie beim Braten die Temperatur niedrig, damit nur eine leichte Bräunung erzielt wird und sich nicht zu viele Röststoffe bilden. Reiben Sie Rohkost (z. B. Möhren, Sellerie, Rote Bete) sehr fein und kauen Sie gut, dann können die Verdauungsenzyme besser wirken. Bei rohem Obst ist die Verträglichkeit auch abhängig vom Reifegrad. Vollreifes Obst wird meist besser vertragen als unreifes. Verwenden Sie bei Blumenkohl, Brokkoli und Romanesco nur die Röschen und garen Sie diese ohne Deckel. So können Sie Blähungen vermeiden. Darüber hinaus sollten Sie nicht zu heiß oder zu kalt essen oder trinken.

Achtung bei Zucker und Säure

Dosieren Sie Essig, Zitronensaft und Zucker vorsichtig. Zu saure und zu süße Speisen könnten Ihnen auch Probleme machen. Die Bekömmlichkeit von säurehaltigen Fruchtsäften können Sie durch Zugabe von Mineralwasser, Joghurt, Butter- oder Dickmilch verbessern. Magenmilder Kaffee ist in der Regel bekömmlich. Dieser kann auch Koffein enthalten. Das enthaltene Koffein hat keinen Einfluss auf die Verträglichkeit.

Gemüsebrühe

Kochen Sie gleich mehr und frieren Sie den Rest portionsweise ein.

▶ **Für 1 Liter**

1 Möhre (100 g) · ¼ Sellerie (100 g) · ½ kleine Zucchini (50 g) · 100 g Blumenkohl oder Brokkoli · 50 g Petersilienwurzel (ersatzweise 3 Stängel Petersilie) · 1 Nelke · 2 Wacholderbeeren · ½ Lorbeerblatt · Salz · Muskat · 1 Zweig Liebstöckl (ersatzweise getrocknet) · 1 Tomate

- Möhre und Sellerie waschen, schälen und in kleine Würfel schneiden. Zucchini waschen und klein schneiden.
- ½ l kaltes Wasser aufsetzen und darin das Gemüse, die Kohlröschen und die Petersilienwurzel geben. Alles aufkochen und dann auf kleiner Stufe leicht köcheln lassen. Nach einer halben Stunde die restlichen Zutaten dazugeben und weitere 30 Min. leicht kochen.
- Die Gemüsebrühe durch ein großes Haarsieb schütten und entweder gleich für eine Suppe weiterverwenden oder nach Erkalten in kleinen Portionen einfrieren.

▶ **Variante**

Als Einlage eignen sich Grieß, Reis, Nudeln, Grünkern, Hirse oder Haferflocken. Pro Portion (200 ml Brühe) benötigen Sie jeweils 10 g. (Achtung: Die Kohlenhydratmenge ist unterschiedlich hoch. Werfen Sie am besten einen Blick in die Kohlenhydrat-Austauschtabelle.) Wenn Sie Grieß, Grünkern, Hirse oder Haferflocken im Topf vor Zugabe der Brühe leicht anrösten, schmeckt die Suppe besonders lecker.

▶ **Info**

Die Brühe muss nicht in die Nährwertberechnung einbezogen werden.

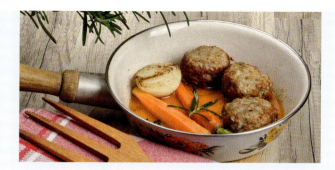 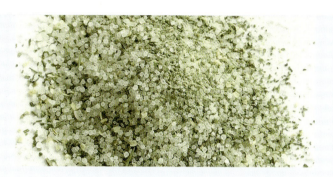

Fettreduzierte Frikadellen
Der Klassiker mit weniger Fett.

▶ **Für 3 Stück**
Geht schnell ⊙ **10 Min. + 10 Min. Garzeit**
250 g Rinderhackfleisch (mager) · 60 g Magerquark · ½ altbackenes Brötchen · Salz · wenig Pfeffer · Muskat · Majoran · 1 TL Öl

- Das halbe Brötchen in kaltem Wasser einweichen, bis es ganz weich ist. Dann vorsichtig ausdrücken und in eine Schüssel geben. Hackfleisch, Quark und Gewürze dazugeben und alles zu einem Teig vermengen.
- Aus der Masse 3 Frikadellen formen und diese in einer beschichteten Pfanne in dem Öl bei mittlerer Hitze auf jeder Seite 5 Min. braten.

Nährwerte pro Stück
154 kcal/ 20,7 g E/ 5 g F/ 5 g KH/ 0,3 g Ba/ 0,5 BE/
Lipaseeinheiten: 10 000

Tipp
Anstelle der vorgegebenen Gewürze passt auch selbstgemischtes Kräutersalz (S. 31, links). Und wenn Sie anstelle von Brötchen trockenes Ciabattabrot verwenden, werden die Frikadellen lockerer.

Kräutersalz
Eine gute Alternative, wenn Sie die handelsüblichen Mischungen nicht vertragen.

▶ **Für den Vorrat**
100 g Salz · getrocknet und gemahlen: 1 TL Rosmarin · 1 TL Thymian · 1 TL Oregano · 1 TL Majoran · 1 TL Sellerie · 1 TL Basilikum · ½ TL Schabzigerklee · ½ TL Koriander · ¼ TL Pfeffer · ¼ TL Muskatnuss gemahlen · ¼ TL Lorbeer

- Salz und Kräuter gut vermengen. Das Kräutersalz danach sofort in Behältern luftdicht verschließen und dunkel lagern. So ist das Kräutersalz mindestens 1 Jahr haltbar.

Tipp
Im Reformhaus oder Bioladen können Sie sehr gut auch ungewöhnliche Gewürze kaufen. Ansonsten kann man alle aufgeführten Gewürze im Internet bestellen.

GRUNDREZEPTE

Porridge mit Erdbeeren und Joghurt

Ein leichtes, sättigendes Frühstück.

▶ **Für 2 große Portionen**
Gelingt leicht ⊙ **10 Min. + 15 Min. Garzeit**
100 g kernige Haferflocken · 1 Pr. Salz · 250 ml Milch (1,5 % Fett) · 250 ml Wasser · 200 g Erdbeeren (geputzt 190 g) · 100 g Naturjoghurt (1,5 % Fett) · flüssiger Süßstoff nach Geschmack

- Haferflocken mit Salz, Wasser und Milch aufkochen und unter Rühren bei milder Hitze etwa 10 Min. ausquellen lassen.
- Die Erdbeeren waschen, putzen und je nach Größe halbieren oder vierteln. Mit Süßstoff abschmecken. Das Porridge in einem großen Teller zusammen mit den Erdbeeren und dem Joghurt servieren.

▶ **Variante**
Die Erdbeeren können gut durch anderes Obst ersetzt werden und im Winter eignet sich natürlich auch tiefgekühltes Obst.

Nährwerte pro Portion
295 kcal/ 13,4 g E/ 7 g F/ 44 g KH/ 6,8 g Ba/ 4 BE
Lipaseeinheiten: 14 000

Tipp
Das Porridge schmeckt auch kalt als Zwischenmahlzeit gut. Es kann sehr gut für unterwegs mitgenommen werden.

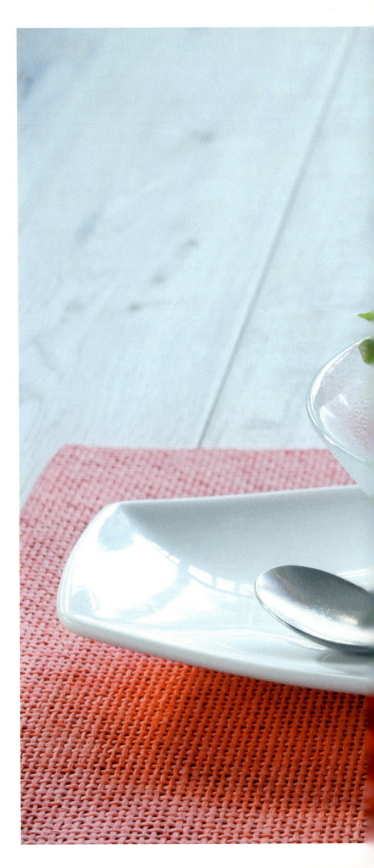

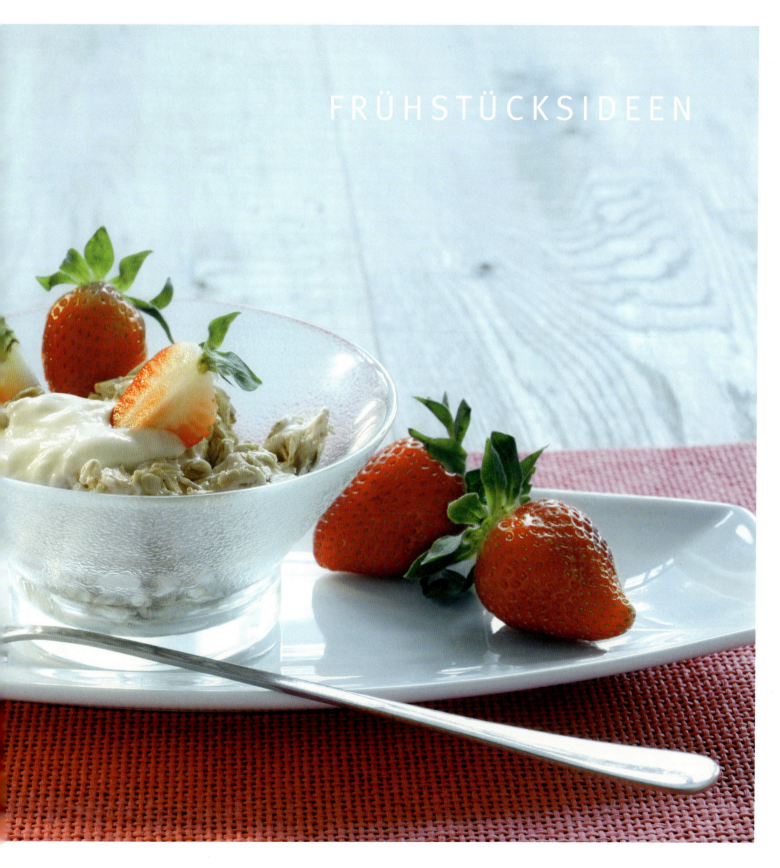

FRÜHSTÜCKSIDEEN

MÜSLI

FRÜHSTÜCKSIDEEN

Haferfrühstück mit Mango
Ein warmer Brei mit fein-süßer Mangosauce.

▶ **Für 2 Portionen**
Gelingt leicht
⏱ 5 Min. + 10 Min. Garzeit
½ l Milch (1,5 % Fett) · 60 g kernige Haferflocken · Süßstoff · Zimt · 1 Mango (geschält, ohne Stein 160 g)

- Mich in einem Topf erwärmen, die Haferflocken dazugeben und unter ständigem Rühren 10 Min. bei schwacher Hitze kochen. Mit Süßstoff und Zimt abschmecken und in zwei Schalen füllen.
- Die Mango schälen, das Fruchtfleisch vom Kern mit einem Messer ablösen. Das Fruchtfleisch mixen und diese Sauce zum Haferbrei servieren.

Nährwerte pro Portion
270 kcal/ 12,9 g E/ 6 g F/
39 g KH/ 4,2 g Ba/ 3,5 BE/
Lipaseeinheiten: 12 000

Apfelmüsli
Ein leckeres Müsli – rund ums Jahr zu genießen.

▶ **Für 2 Portionen**
Preisgünstig
⏱ 10 Min. + 2 Min. Garzeit
200 g Apfel (geschält und geputzt 180 g) · etwas Zitronensaft · 250 g Naturjoghurt (1,5 % Fett) · 20 g Haferflocken · etwas flüssiger Süßstoff · Zimt oder Bourbon-Vanillepulver

- Apfel waschen, schälen und grob reiben. In wenig Zitronenwasser 2 Min. dünsten. Joghurt mit den Haferflocken vermengen und nach und nach die warme Apfelmasse dazugeben. Mit etwas Süßstoff, Zimt oder Vanillepulver abschmecken.

▶ **Variante**
Wenn Sie rohen Apfel vertragen, können Sie auch auf das Kochen verzichten. Joghurt kann durch warme Milch ersetzt werden. Und bei Verträglichkeit können Sie auch eine kleine Menge Nüsse (maximal 5 g pro Portion) dazugeben.

Nährwerte pro Portion
140 kcal/ 5,2 g E/ 2 g F/
23 g KH/ 2,8 g Ba/ 2 BE/
Lipaseeinheiten: 4000

Grießbrei
Ein wärmendes Frühstück, dazu sehr gut verträglich.

▶ **Für 2 Portionen**
Preisgünstig ⏱ 15 Min.
½ l Mich (1,5 % Fett) · 30 g Hartweizengrieß · 1 Pr. Zimt und Salz · etwas flüssiger Süßstoff

- Die Milch in einem Topf zum Kochen bringen. Mit einem Schneebesen den Grieß einrühren. Herdplatte ausschalten, und so lange rühren, bis die Milch aufgehört hat zu kochen.
- Mit etwas Süßstoff und Zimt abschmecken und den Grießbrei auf der noch warmen Herdplatte noch 5 Min. quellen lassen.

▶ **Variante**
Wenn Sie den Grießbrei in zwei Glasschälchen füllen und erkalten lassen, können Sie ihn als Nachtisch genießen. Vor dem Servieren mit zwei halben Mandarinenschnitzen garnieren.

Nährwerte pro Portion
170 kcal/ 10 g E/ 4 g F/
22 g KH/ 1,1 g Ba/ 2 BE/
Lipaseeinheiten: 8000

Milchreis

Der Klassiker, der nicht nur Kindern sehr gut schmeckt.

▶ **Für 2 Portionen**
Preisgünstig ⊘ **45 Min.**
½ l Mich (1,5 % Fett) · 1 Pr. Salz · 60 g Milchreis (Rundkornreis) · etwas Bourbon-Vanillepulver · etwas flüssiger Süßstoff

- Die Milch mit 1 Pr. Salz in einem Topf zum Kochen bringen. Mit einem Kochlöffel den Milchreis einrühren und die Herdplatte auf die kleinste Stufe zurückschalten. So lange rühren, bis die Milch aufgehört hat zu kochen.
- Einen Deckel draufgeben und alle 5 Min. einmal umrühren. Wenn der Brei zu fest wird, mit wenig Wasser wieder breiig rühren. Nach 35 – 45 Min. ist der Reis weich, zur Kontrolle ein Reiskorn probieren. Es sollte ganz weich sein. Mit Süßstoff und Vanille abschmecken.

▶ **Variante**
Ganz lecker dazu schmecken Erdbeeren oder Himbeeren, im Winter auch Apfelmus (ungezuckert).

Nährwerte pro Portion
225 kcal/ 10,7 g E/ 4 g F/ 35 g KH/ 0,6 g Ba/ 3 BE/
Lipaseeinheiten: 8000

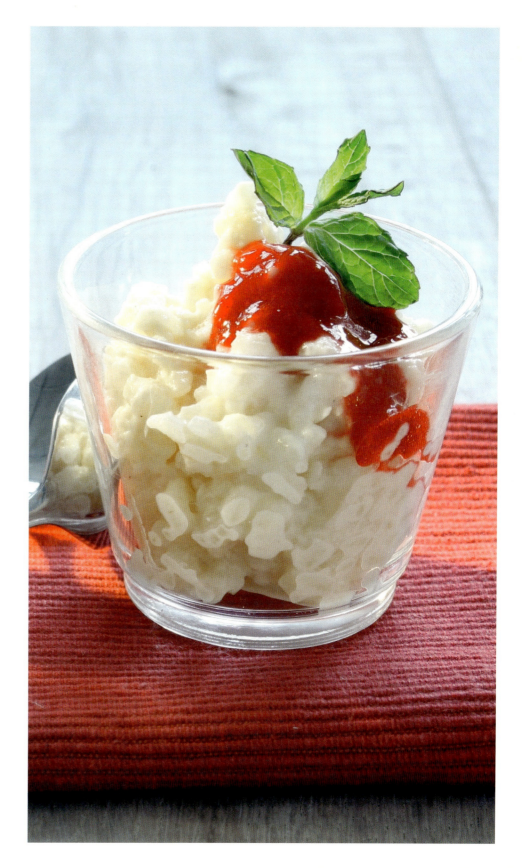

AUFSTRICH

FRÜHSTÜCKSIDEEN

» Camembert-Möhren-Aufstrich

Der Aufstrich hält sich im Kühlschrank einige Tage.

▶ **Für 6 Portionen**
Geht schnell ⏲ **15 Min.**
125 g Camembert (45% Fett i.Tr.) ·
2 TL Margarine (10 g) · 50 g Möhren ·
1 TL frischer Kerbel · Petersilie oder
Liebstöckel (gehackt) · Salz

- Camembert in kleine Würfel schneiden und zusammen mit der Margarine in einer Schüssel mit einer Gabel gut zerdrücken. Die Möhre schälen, waschen und fein reiben. Zu dem Camembert geben und alles mit der Gabel gründlich zu einer einheitlichen Masse verarbeiten.
- Gehackte Kräuter (auch tiefgekühlte Kräuter sind geeignet) und nach Geschmack etwas Salz zugeben. Den Aufstrich im Kühlschrank etwas durchziehen lassen.

▶ **Variante**
Der Aufstrich schmeckt sehr gut zu Baguette.

Nährwerte pro Portion
75 kcal/ 4,5 g E/ 6 g F/ 0,5 g KH/
0,2 g Ba/ 0 BE/
Lipaseeinheiten: 12 000

Tipp
Camembert und Margarine sollten Zimmertemperatur haben.

» Tomaten-Basilikum-Quark

Ein frischer Brotaufstrich oder Dip für Gemüse.

▶ **Für 2 Portionen**
Gelingt leicht ⏲ **10 Min.**
1 große Tomate · etwas frisches Basilikum · 125 g Quark (20% Fett) ·
Salz · etwas Paprikapulver, edelsüß

- Die Tomate waschen, den Stielansatz entfernen, vierteln und die Kerne entfernen (diese können für eine Sauce weiterverwendet werden). Die Tomatenviertel in kleine Würfel schneiden. Basilikumblätter waschen und fein schneiden.
- Den Quark glatt rühren, Tomatenwürfel und Basilikum zugeben und danach mit Salz und Paprikapulver abschmecken.

Nährwerte pro Portion
75 kcal/ 8,3 g E/ 4 g F/ 3 g KH/
0,6 g Ba/ 0 BE/
Lipaseeinheiten: 8000

» Radieschen-Kresse-Quark

So schmeckt der Frühling!

▶ **Für 2 Portionen**
Geht schnell ⏲ **5 Min.**
50 g Radieschen · 1–2 EL frische Kresse · 125 g Quark (20% Fett) ·
Salz · etwas Bockshornklee · etwas Pfeffer

- Die Radieschen putzen und waschen, in kleine Würfel schneiden. Die Kresse waschen und trocken schütteln. Den Quark glatt rühren, Radieschen und Kresse zugeben und mit den Gewürzen abschmecken.

Nährwerte pro Portion
75 kcal/ 8,2 g E/ 3 g F/ 2 g KH/
0,5 g Ba/ 0 BE/
Lipaseeinheiten: 6000

Kartoffelbrezeln

Die Kartoffeln halten den Teig schön saftig.

▶ **Für 12 Stück**
Braucht etwas mehr Zeit   ⊙ **2 Stunden + 20 Min. Backzeit**
250 g mehlig kochende Kartoffeln (geschält 220 g) · 250 g Mehl · 100 ml Milch (1,5 % Fett) · ½ Würfel Hefe · ½ TL Salz · 50 g Butter oder Margarine · etwas flüssige Butter oder Margarine zum Bepinseln

- Die Kartoffeln in Salzwasser gar kochen, pellen und durch eine Kartoffelpresse drücken oder ganz fein reiben. Das Mehl in eine große Schüssel geben, in die Mitte eine Mulde drücken. Die Milch leicht erwärmen, die Hefe in die Mulde bröckeln und mit etwas Milch verrühren. Den Vorteig an einem warmen Ort etwas aufgehen lassen.
- Die restlichen Zutaten zugeben und alles mit den Knethaken des Handrührgeräts zu einem glatten Teig verkneten. Zugedeckt etwa auf das doppelte Volumen aufgehen lassen. Den Backofen auf 175 Grad Umluft vorheizen und zwei Backbleche mit Backpapier auslegen.
- Den Teig kurz durchkneten und in 12 Stücke teilen. Aus jedem Stück eine dünne Rolle formen und diese auf den Backblechen zu Brezeln legen. Nochmals etwas gehen lassen und dann mit etwas flüssiger Butter bepinseln. Die Brezeln im Ofen 15 – 20 Min. backen.

▶ **Variante**
Bestäuben Sie die Brezeln nach Belieben dünn mit Puderzucker. Sie schmecken aber auch salzig prima.

Nährwerte pro Stück
135 kcal/ 3,4 g E/ 4 g F/ 21 g KH/ 1,5 g Ba/ 2 BE/
Lipaseeinheiten: 8000

Tipp
Backen Sie die Brezeln für eine bessere Verträglichkeit einen Tag vor dem Verzehr.

Haferflockenbrötchen

Leckere und gut bekömmliche Vollkornbrötchen.

▶ **Für 12 Stück**
Gelingt leicht   ⊙ **1 Stunde + 20 Min. Backzeit**
300 g Dinkelmehl Type 630 · 200 g Dinkelvollkornmehl · 100 g feine Haferflocken · 400 ml Milch (1,5 % Fett) oder Wasser (bzw. Milch-/Wassergemisch) · 1 Würfel Hefe · 1 TL Salz

- Beide Mehlsorten und die Haferflocken in eine große Schüssel geben und in die Mitte eine Mulde drücken. Die Milch leicht erwärmen, die Hefe in die Mulde bröckeln und mit etwas Milch verrühren. Diesen Vorteig etwa 15 Min. an einem warmen Ort gehen lassen.
- Dann restliche Milch und das Salz zugeben und alles mit den Knethaken des Rührgerätes zu einem glatten Teig verkneten. Den Teig zugedeckt etwa auf das doppelte Volumen aufgehen lassen.
- Den Teig kurz durchkneten, zu 2 Rollen formen und diese in je 6 Stücke schneiden. Aus den Stücken längliche Brötchen formen und auf 2 mit Backpapier ausgelegte Backbleche legen. Nach Belieben mit etwas Milch bestreichen und mit Haferflocken bestreuen. Nochmals etwas aufgehen lassen.
- Den Backofen auf 180 Grad Umluft vorheizen. Die Brötchen mit einer Sprühflasche leicht mit Wasser besprühen. Die Backbleche in den Ofen schieben und die Brötchen etwa 15 bis 20 Min. backen.

Nährwerte pro Stück (bei Zubereitung mit Milch)
190 kcal/ 7,8 g E/ 2 g F/ 34 g KH/ 3,4 g Ba/ 3 BE/
Lipaseeinheiten: 4000

Tipp
Backen Sie die Brötchen für eine bessere Verträglichkeit einen Tag vor dem Verzehr. Die Haferflockenbrötchen lassen sich gut einfrieren.

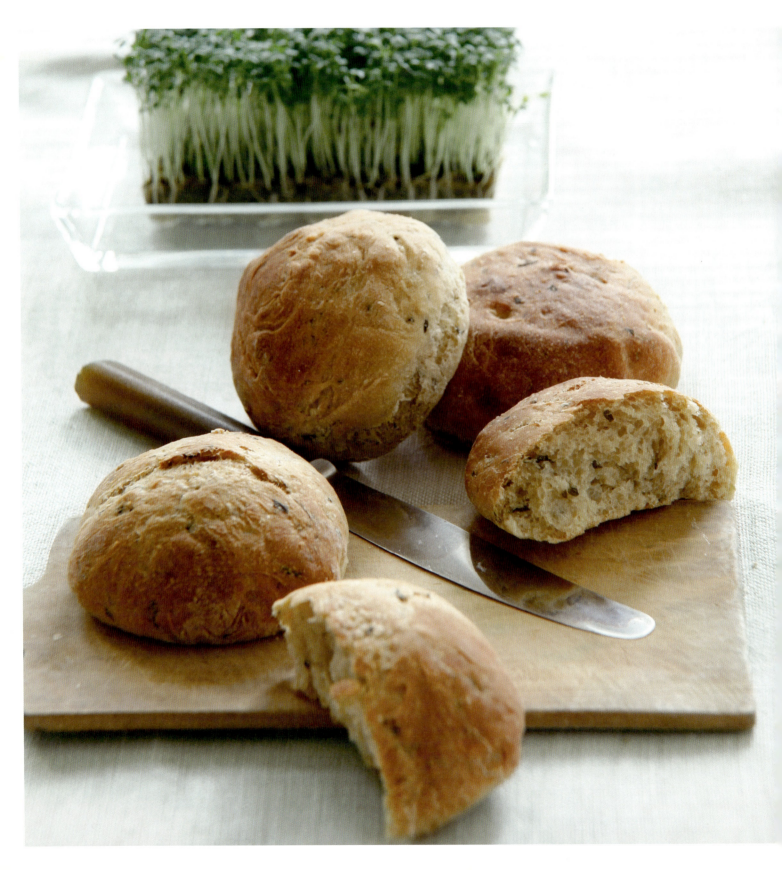

Kefir-Kresse-Brötchen

Feine Brötchen mit herzhaftem Kresse-Aroma.

▶ **Für 12 Stück**
Gelingt leicht ⊙ **1 Stunde + 20 Min. Backzeit**
2 Kästchen Kresse · 500 g Weizenmehl Type 1050 · 300 ml Kefir · 1 Würfel Hefe · 1 TL Salz · 2 EL Rapsöl

- Die Kresse aus der Pappschachtel nehmen, unter fließendem Wasser abspülen, trocken schütteln und abschneiden.
- Mehl in eine große Schüssel geben, in die Mitte eine Mulde drücken. Den Kefir erwärmen, die Hefe in die Mulde bröckeln und mit etwas lauwarmem Kefir verrühren. Diesen Vorteig an einem warmen Ort etwa 15 Min. gehen lassen.
- Restlichen Kefir, Kresse, Salz und Öl zugeben und alles mit den Knethaken des Handrührgeräts zu einem glatten Teig verkneten. Sollte er zu fest sein, etwas lauwarmes Wasser zugeben. Den Teig zugedeckt an einem warmen Ort etwa auf das doppelte Volumen aufgehen lassen.
- Den Teig ein weiteres Mal gut durchkneten, den Teig zu 2 Rollen formen, jede in 6 Teile schneiden und daraus runde Brötchen formen. Diese auf 2 mit Backpapier ausgelegte Backbleche legen, nochmals etwas aufgehen lassen. Den Backofen auf 180 Grad Umluft vorheizen.
- Die Brötchen mit einer Sprühflasche leicht mit Wasser besprühen. Dann beide Bleche in den Backofen schieben und die Brötchen etwa 15–20 Min. backen.

Nährwerte pro Stück
170 kcal/ 12 g E/ 3 g F/ 29 g KH/ 2,5 g Ba/ 2,5 BE/
Lipaseeinheiten: 6000

Tipp
Backen Sie die Brötchen für eine bessere Verträglichkeit einen Tag vor dem Verzehr.

◀ Kefir-Kresse-Brötchen

Kürbisbrot

Ein saftiges, herbstliches Brot. Schmeckt auch am nächsten Tag noch sehr gut.

▶ **Für 1 Brot mit 20 Scheiben**
Gelingt leicht ⊙ **90 Min. + 1 Stunde Backzeit**
300 g Hokkaidokürbis (geputzt 250 g) · 1 TL Zucker · 2 EL Rapsöl · 1 TL Salz · 500 g Weizenmehl Type 1050 · 1 Päckchen Trockenhefe · 200–250 ml lauwarmes Wasser

- Den Kürbis entkernen und das Kürbisfleisch ungeschält würfeln. Unter Zugabe von wenig Wasser gar dünsten. Zucker, Salz und Öl zugeben und pürieren oder mit einer Gabel gut zerdrücken. Abkühlen lassen, bis der Kürbisbrei noch lauwarm ist.
- Das Mehl mit der Trockenhefe vermischen, den Kürbisbrei zugeben und alles mit dem lauwarmen Wasser zu einem glatten, weichen Teig kneten. Die Wassermenge ist abhängig von der Konsistenz des Kürbispürees, deshalb das Wasser nach und nach zugeben. Zugedeckt an einem warmen Ort ca. 30 Min. gehen lassen. Eine Kastenform ausfetten, den Teig nochmals durchkneten, in die Form geben und etwas aufgehen lassen.
- Den Backofen auf 200 Grad (Umluft 180 Grad) vorheizen. Das Brot auf der unteren Schiene 40 Min. backen. Zur Garprobe auf die Unterseite des Brotes klopfen – es sollte hohl klingen. Wenn nötig, kann das Brot auch noch für kurze Zeit ohne Form gebacken werden.

Nährwerte pro Scheibe
98 kcal/ 3,3 g E/ 1 g F/ 19 g KH/ 1,7 g Ba/ 1,5 BE/
Lipaseeinheiten: 2000

Tipp
Zur besseren Verträglichkeit das Brot 1 Tag vor dem Verzehr backen.

HEFEGEBÄCK

Gewürzlaible

Die Gewürze und Kräuter unterstützen auf natürliche Weise die Verdauung.

▶ **Für 2 Brotlaibe mit je 10 Scheiben**
Gelingt leicht ⏱ **90 Min. + 40 Min. Backzeit**
500 g Mehl · 1 Würfel Hefe · 1 Pr. Zucker · 125 ml Milch (1,5 % Fett) · 30 g warme Halbfettmargarine oder -butter · 2 Eier · ½ TL Salz · 1 EL getrockneter Dill · 1 EL getrocknete Kräuter wie Rosmarin · Thymian · Oregano · je 1 TL Kümmel · Anis · Fenchelsamen (nach Geschmack auch mehr)

- Das Mehl in eine Schüssel geben, die Hefe mit dem Zucker in der lauwarmen Milch auflösen und in die Mitte des Mehls geben, mit etwas Mehl zu einem Vorteig anrühren. Zugedeckt 15 Min. gehen lassen.
- Die restlichen Zutaten dazugeben und alles mit den Knethaken des Handrührgeräts zu einem glatten Teig verkneten. Ein Backblech mit Backpapier belegen. Aus dem Teig 2 ovale Brotlaibe formen und auf das Blech legen. Nochmals 30 Min. zugedeckt gehen lassen.
- Den Backofen auf 200 Grad Ober-/Unterhitze (Umluft 180 Grad) vorheizen. Das Backblech auf der 2. Schiene von unten in den Ofen schieben und die Brote ca. 40 Min. backen.

Nährwerte pro Scheibe
105 kcal/ 3,8 g E/ 2 g F/ 19 g KH/ 0,8 g Ba/ 1,5 BE/
Lipaseeinheiten: 4000

Tipp
Zur besseren Verträglichkeit das Brot 1 Tag vor dem Verzehr backen.

> **WISSEN**
>
> **Hefegebäck**
>
> Abgelagertes Hefegebäck und Brötchen schmecken wie frisch, wenn sie kurz auf dem Toaster aufgebacken werden.

Hefezopf

Für das Sonntagsfrühstück oder den Brunch mit Gästen.

▶ **Für 1 Zopf**
Gut vorzubereiten ⏱ **90 Min. + 30 Min. Backzeit**
500 g Mehl · 250 ml Milch (1,5 % Fett) · 1 Würfel Hefe · 60 g Zucker · 50 g weiche Margarine · 1 Ei · 1 Pr. Salz
Je nach Verträglichkeit noch 75 g Sultaninen · 60 g gehackte Hasel- oder Walnüsse

- Das Mehl in eine große Schüssel geben, eine Mulde hineindrücken. Die Milch leicht erwärmen, die Hefe in die Mulde bröckeln und mit etwas Milch verrühren. Den Vorteig an einem warmen Ort etwas aufgehen lassen.
- Die restlichen Zutaten zugeben (nach Wunsch auch die Sultaninen und Nüsse) und mit den Knethaken des Handrührgeräts zu einem glatten Teig kneten. Zugedeckt etwa auf das doppelte Volumen aufgehen lassen. Ein Backblech mit Backpapier auslegen.
- Den Teig nochmals durchkneten, in 3 Teile teilen und diese zu gleichlangen Rollen formen. Aus den Rollen einen Zopf flechten. Die Enden unterschlagen, damit der Zopf beim Backen nicht aufgeht, und den Zopf auf das Backblech legen. Nochmals abgedeckt etwas gehen lassen.
- Den Backofen auf 180 Grad Ober-/Unterhitze (Umluft 160 Grad) vorheizen. Den Zopf nach Wunsch mit etwas Milch oder einem Eigelb-Milch-Gemisch bepinseln, damit er einen schönen Glanz bekommt. Auf der mittleren Schiene etwa 25–30 Min. backen.

Nährwerte pro Scheibe ohne Sultaninen und Nüsse (bei 20 Scheiben)
130 kcal/ 3,7 g E/ 3 g F/ 22 g KH/ 0,8 g Ba/ 2 BE/
Lipaseeinheiten: 6000
Für die Sultaninen werden pro Scheibe noch 0,25 BE dazugerechnet.

Tipp
Zur besseren Verträglichkeit den Zopf 1 Tag vor dem Verzehr backen.

Hefeteig – der Klassiker mit vielen Möglichkeiten

Die Herstellung eines Hefeteiges gilt häufig als etwas schwierig. Dabei müssen aber nur ein paar Regeln beachtet werden, und man braucht etwas Geduld, um einen Hefeteig herzustellen.

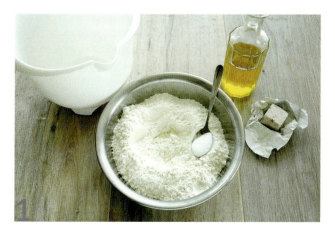

Wichtig sind warme Zutaten, damit die Hefe gehen kann. Am besten alles, außer der Flüssigkeit einige Stunden vorher an einen warmen Ort stellen, Milch oder Wasser sollen lauwarm sein. Zugluft mag Hefeteig überhaupt nicht, deshalb auch im Sommer nicht in der Nähe von geöffneten Fenstern gehen lassen.

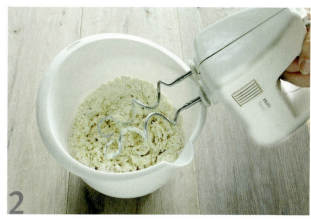

Mit dem Knethaken des Handrührgeräts alles zu einem glatten Teig verarbeiten. So lange kneten, bis sich der Teig vom Rand löst. Hefeteig ist sehr wandlungsfähig. Er gelingt auch sehr gut, wenn Zucker durch flüssigen Süßstoff, Fett durch Halbfettprodukte und Ei durch etwa 50 ml zusätzliche Flüssigkeit ersetzt werden. Die Süßstoffmenge kann individuell gewählt werden.

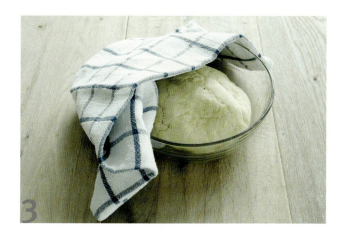

Süßstoff verliert beim Backen an Süßkraft, d. h. der Teig muss etwas übersüßt werden. Zum Gehenlassen sollte die Teigschüssel abgedeckt an einen warmen Ort stellen, evtl. den Backofen auf maximal 50 Grad vorheizen und die abgedeckte

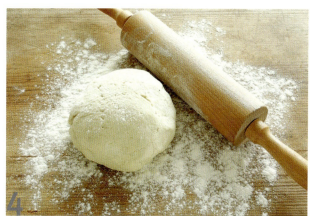

Schüssel auf dem Gitterrost in den dann ausgeschalteten Ofen stellen. Die Gehzeit variiert. Sie hängt von der Frische der Hefe, der Temperatur der Zutaten und der Umgebung ab. Das Volumen des Teiges soll sich sichtbar vergrößern.

KLEINE GERICHTE

Kürbiscremesuppe
Die Trend-Suppe für herbstliche Tage.

▶ **Für 2 Portionen (als Hauptgericht)**
Gelingt leicht ⏱ **10 Min. + 20 Min. Garzeit**
½ Hokkaidokürbis (ohne Kerne 400 g) · 1 TL Kürbiskernöl oder Rapsöl · ½ l Gemüsebrühe (S. 30) · Salz · wenig Pfeffer · etwas Ingwer und milder Curry · 1 Spritzer Zitronensaft · 30 ml Kokosmilch cremig (Dose)

- Den Kürbis gründlich waschen, halbieren und die Kerne mit den Fasern entfernen. Das Fruchtfleisch in walnussgroße Stücke schneiden und in Öl sanft anbraten. Mit Gemüsebrühe auffüllen. 20 Min. bei mittlerer Hitze kochen.
- Die Suppe mit dem Pürierstab mixen. Die Konsistenz sollte dickflüssig sein. Falls beim Kochen zu viel Flüssigkeit verdunstet, kann man noch etwas Wasser dazugeben. Die Suppe nun mit den Gewürzen und der Kokosmilch abschmecken. Als Garnitur passt sehr gut frischer Koriander oder Petersilie.

▶ **Variante**
Wer mag, kann noch ½ pürierte Banane dazugeben.

Nährwerte pro Portion
121 kcal/ 2,7 g E/ 7 g F/ 10 g KH/ 5,2 g Ba/ 1 BE/
Lipaseeinheiten: 14 000

Tipp
Reste der Kokosmilch lassen sich sehr gut portionsweise einfrieren.

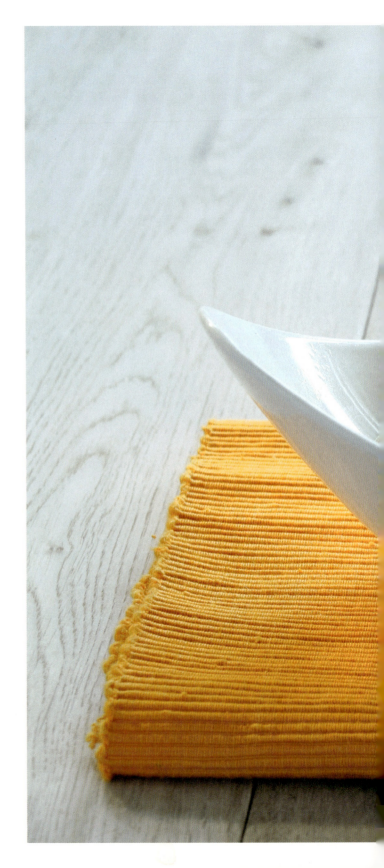

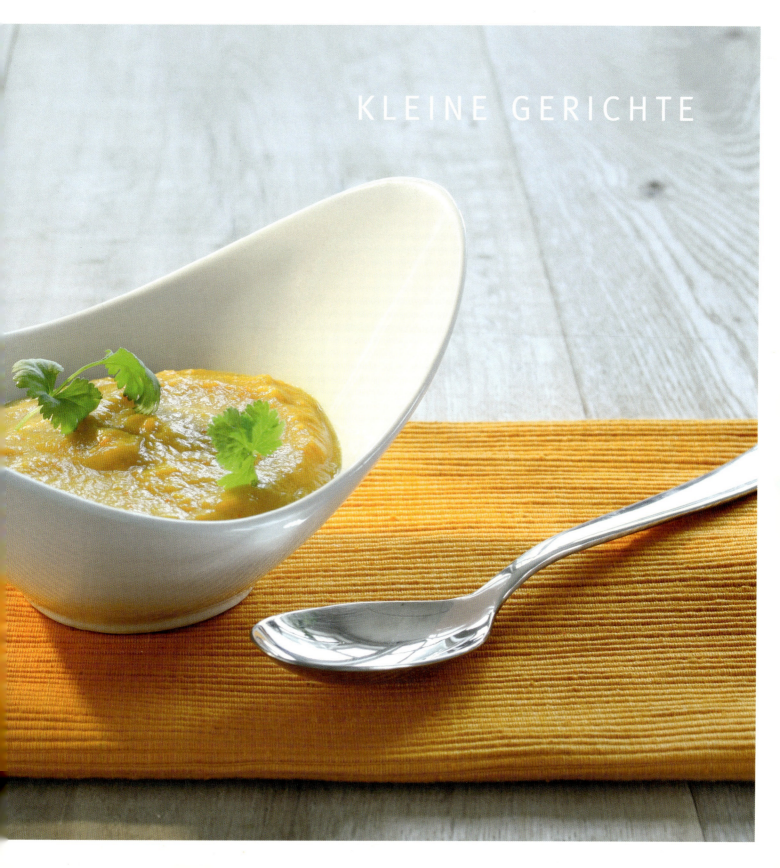
KLEINE GERICHTE

SUPPE

KLEINE GERICHTE

❯❯ Möhrencremesuppe mit Hähnchen

Lecker – mit feinem Apfelaroma!

▶ **Für 2 Portionen als Hauptgericht**
Gelingt leicht
⏱ **5 Min. + 25 Min. Garzeit**

300 g Möhren · 1 TL Olivenöl · Salz · wenig Zucker und Pfeffer · 200 ml Apfelsaft · 100 g Hähnchenbrustfilet · 30 g Sahne · ¼ Bund Petersilie

- Die Möhren schälen und in Stücke schneiden. Olivenöl in einem Topf erhitzen und die Möhren darin andünsten. Mit Salz, wenig Zucker und wenig Pfeffer würzen. Den Apfelsaft angießen und 15 Min. bei leicht geöffnetem Topf köcheln lassen. Die Suppe mit dem Pürierstab pürieren. Wenn die Konsistenz zu dickflüssig ist, noch etwas Wasser dazugeben.
- Hähnchenbrustfilet in kleine feine Streifen schneiden, in die Suppe geben und darin garziehen lassen. Petersilie waschen, hacken und zur Suppe geben. Auf zwei Teller verteilen und mit angeschlagener Sahne garnieren.

▶ **Variante**
Anstelle von Apfelsaft passt auch Orangensaft und ein wenig geriebener Ingwer.

Nährwerte pro Portion
210 kcal/ 13,3 g E/ 8 g F/ 20 g KH/ 3,9 g Ba/ 1 BE/
Lipaseeinheiten: 16 000

❯❯ Kartoffelsuppe mit Schinken

Eine herzhafte Suppe – besonders gut mit italienischem Kochschinken.

▶ **Für 2 Portionen als Hauptgericht**
Geht schnell
⏱ **10 Min. + 15 Min. Garzeit**

320 g Kartoffeln (geschält 290 g) · 100 g Möhre · 100 g Sellerie · 1 Thymianzweig · 1 kleiner Rosmarinzweig · 2 Salbeiblätter · 2 Petersilienstängel · 1 Lorbeerblatt · 750 ml Gemüsebrühe (S. 30) · Salz · etwas Pfeffer · 40 g Crème légère · 100 g magerer Kochschinken · 1 Majoranzweig · 2 Dillzweige

- Kartoffeln und Gemüse waschen, schälen und fein würfeln. Thymian-, Rosmarin- und Salbeiblätter waschen und fein hacken. Die vorbereiteten Zutaten mit den Petersilienstängeln und dem Lorbeerblatt in die Brühe geben und zugedeckt bei kleiner Hitze weich kochen. Mit Salz und Pfeffer würzen.
- Lorbeerblatt und Petersilie entfernen und die Suppe pürieren. Crème légère einrühren. Schinken würfeln, dazugeben und kurz aufkochen. Vor dem Servieren fein geschnittenen Dill und Majoran in die Suppe geben.

Nährwerte pro Portion
230 kcal/ 13,6 g E/ 7 g F/ 27 g KH/ 4,5 g Ba/ 2 BE/
Lipaseeinheiten: 14 000

❯❯ Tomatensuppe mit Fleischklößchen

Ein herzhafter Eintopf mit leckeren Klößchen.

▶ **Für 2 Portionen als Hauptgericht**
Gelingt leicht
⏱ **15 Min. + 25 Min. Garzeit**

2 Tomaten · 120 g Rinderhack · Salz · etwas Pfeffer · Majoran · Basilikum (getrocknet) · 1 TL Rapsöl · 30 g Reis · 1 EL Tomatenmark · ¾ l Gemüsebrühe (S. 30) · 160 g Kartoffeln (geschält 140 g) · 1 EL gehackte Petersilie

- Die Tomaten für 10 Sekunden in kochendes Wasser legen, abschrecken, häuten, halbieren, entkernen und würfeln. Hackfleisch mit Salz, Pfeffer, Majoran und Basilikum würzen, zu Klößchen formen und in einer beschichteten Pfanne rundherum anbraten.
- Das Öl erhitzen und den Reis darin glasig anschwitzen. Das Tomatenmark dazugeben und mit der Gemüsebrühe ablöschen. Kartoffeln schälen, würfeln, hinzufügen und bei schwacher Hitze 15 Min. köcheln. Immer wieder mal umrühren. Nach Geschmack würzen. Die Klößchen dazugeben und weitere 5 Min. köcheln lassen. Kurz vor dem Servieren die Tomatenwürfel dazugeben und mit Petersilie bestreuen.

Nährwerte pro Portion
210 kcal/ 15,7 g E/ 5 g F/ 24 g KH/ 2,3 g Ba/ 2 BE/
Lipaseeinheiten: 10 000

SUPPE

KLEINE GERICHTE

Hühnersuppe mit Nudeln

Manchmal muss es einfach eine selbst gekochte Hühnersuppe sein.

▶ **Für 2 Portionen als Hauptgericht**
Braucht etwas mehr Zeit ⊙ **20 Min. + 70 Min. Garzeit**
1 kleines Hähnchen (ca. 700 g mit Knochen) · Salz · 1 Lorbeerblatt · 1 Nelke · 100 g Möhren · 100 g Sellerie · 90 g Nudeln · 1 EL gehackte frische Petersilie

- Hähnchen abspülen und in einen Topf mit kaltem Wasser geben. Zum Kochen bringen. Der Schaum, der sich an der Oberfläche bildet, mit einem Schaumlöffel entfernen. Salz, Lorbeerblatt und Nelke dazugeben und 1 Stunde köcheln lassen. Das Fleisch muss sich leicht vom Knochen lösen.
- Möhren und Sellerie waschen und schälen. Das Gemüse in kleine Würfel schneiden. Die Hühnerbrühe durch ein Sieb gießen und das Gemüse in der Hühnerbrühe 5 Min. kochen. Nudeln dazugeben und weitere 5 Min. kochen. Suppe abschmecken und evtl. mit Salz nachwürzen.
- Hähnchenfleisch von Haut, Knorpel und Knochen befreien, das Fleisch in Würfel schneiden und zur Suppe geben. Mit Petersilie bestreuen.

Nährwerte pro Portion
415 kcal/ 42 g E/ 11 g F/ 35 g KH/ 4,5 g Ba/ 3 BE/
Lipaseeinheiten: 22 000

TIPP
Die Fettaugen, die sich an der Oberfläche der Brühe bilden, können mit Küchenkrepp entfernt werden, indem man das Papier kurz auf die Suppenoberfläche legt. Die Fettaugen werden aufgesaugt. Hühnerbrühe kann man in Eiswürfelbeutel füllen und so gut einfrieren. Auf diese Art und Weise hat man schnell Brühe zur Hand, wenn für ein Rezept Fleischbrühe benötigt wird.

Rinderbrühe

Kochen Sie gleich eine doppelte Menge – und frieren Sie die Brühe auf Vorrat ein.

▶ **Für 5 Portionen**
Braucht etwas mehr Zeit ⊙ **20 Min. + 3 Stunden Garzeit**
400 g Rinderknochen · 1 kleine Möhre · 1 kleines Stück Sellerie (50 g) · 1 Zucchini (50 g) · 1 Petersilienwurzel · 1 kleines Lorbeerblatt · 1 Nelke · 1 Wacholderbeere · 3 Pfefferkörner · je 1 Zweig Petersilie · Liebstöckel · Majoran · 1 Tomate · Salz · Muskat

- Die Rinderknochen abwaschen und in reichlich Wasser einmal aufkochen lassen. Dann abgießen und die Knochen kalt abwaschen. Die Knochen in 1½ l kaltes Wasser geben, langsam aufkochen, abschäumen, Lorbeer, Nelke, Wacholderbeeren und Pfeffer zugeben und etwa 1 Stunde leicht köcheln lassen.
- Das Gemüse waschen, mit Küchengarn zusammenbinden und in die Brühe geben. Petersilie, Liebstöckel, Majoran zusammenbinden und nach 45 Min. zusammen mit der halbierten Tomate in die Suppe geben und weitere 30 Min. köcheln lassen
- Die Bouillon durch ein feines Sieb gießen und mit Salz und Muskat abschmecken. Brühe abkühlen lassen und im Kühlschrank kühlen. Am nächsten Tag kann das Fett nahezu völlig entfernt werden.

Nährwerte pro Portion (200 ml entfettete Brühe)
5 kcal/ 0,7 g E/ 0,2 g F/ 0,5 g KH/ 0 g Ba/ 0 BE/
Lipaseeinheiten: 0

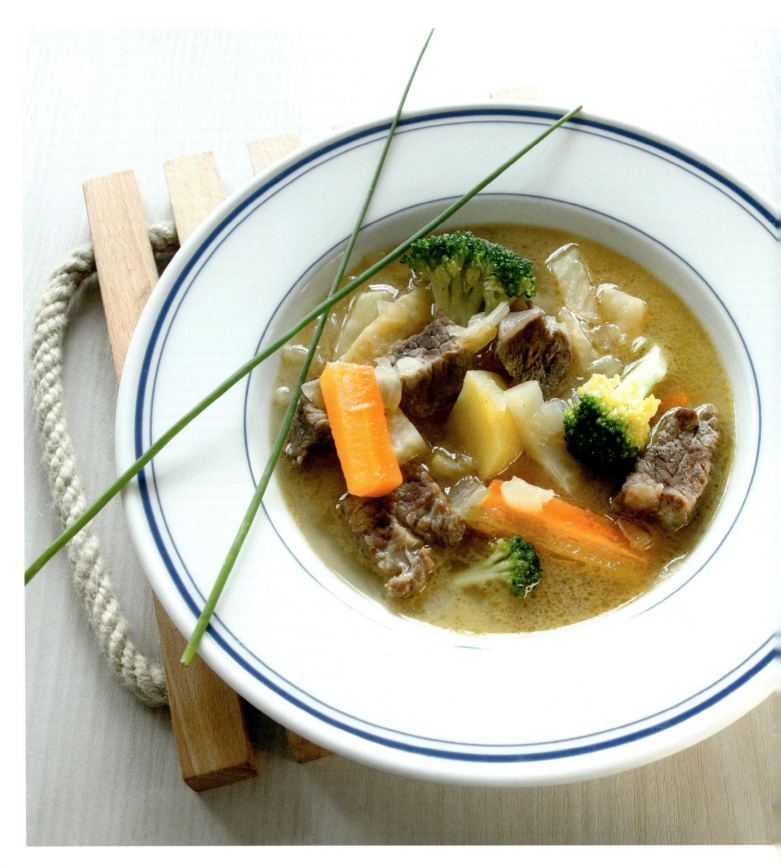

SUPPE

KLEINE GERICHTE

Rindfleischsuppe
Lecker – mit Möhren und Brokkoli!

▶ Für 2 Portionen
Braucht etwas mehr Zeit
⏲ 20 Min. + 80 Min. Garzeit
1 Beinscheibe vom Rind (ca. 500 g) · Salz · 1 Lorbeerblatt · 1 Nelke · 4 Wacholderbeeren · 1 Möhre (100 g) · ¼ Sellerieknolle · 500 g Brokkoli (geputzt ca. 200 g) · ½ Bund Petersilie

– Beinscheibe abwaschen und in einen Topf mit kaltem Wasser legen. Salz hinzufügen, zum Kochen bringen. Den Schaum mit einer Schaumkelle abschöpfen. Lorbeerblatt, Nelke und Wacholderbeeren dazugeben und zum Kochen bringen.
– Möhren und Sellerie schälen und klein würfeln. Brokkoli in kleine Röschen teilen. Die Petersilienstängel in die Brühe geben und mitkochen. Sollten sich Fettaugen auf der Suppe bilden, diese mit einem Löffel vorsichtig abnehmen.
– Nach 1 Stunde Kochzeit das Gemüse dazugeben und weitere 20 Min. kochen. Das Fleisch aus der Suppe nehmen, vom Fett befreien, würfeln, zurück in die Suppe geben und mit Salz, Pfeffer und Muskat abschmecken. Mit der gehackten Petersilie bestreuen.

Nährwerte pro Portion
190 kcal / 27,2 g E / 5 g F / 8 g KH / 6 g Ba / 0 BE /
Lipaseeinheiten: 10 000

Kresse-Gurken-Suppe
Besonders lecker als Festtagssüppchen mit gekochten Krabben.

▶ Für 2 Portionen
Preisgünstig
⏲ 10 Min. + 10 Min. Garzeit
1 Salatgurke (ca. 400 g) · 100 ml Gemüsebrühe (S. 30) · 1 Schale frische Kresse · 20 ml Sahne · Salz · etwas Pfeffer · Muskat

– Gurke waschen, schälen, in grobe Stücke schneiden und in Gemüsebrühe 10 Min. kochen.
– Die Kresse aus dem Karton nehmen, unter fließendem Wasser abbrausen und mit der Schere inkl. ⅔ der Stiele abschneiden. Mit einem Küchenpapier trocken tupfen. Für die Dekoration etwas Kresse zurückhalten.
– Gurken mit Kresse mit dem Pürierstab mixen, Sahne dazugeben und mit Salz, Pfeffer und Muskat abschmecken.

▶ **Variante**
Pro Portion kann noch 1 Esslöffel gegarte Krabben in die Suppe gegeben werden.

Nährwerte pro Portion (als Vorsuppe ergibt das Rezept 4 Portionen)
68 kcal / 1,9 g E / 5 g F / 5 g KH / 2,4 g Ba / 0 BE /
Lipaseeinheiten: 10 000

Party Hot Dogs
Herzhaft – Geflügelwürstchen im Quark-Öl-Teig.

▶ Für 6 Stück
Gelingt leicht
⏲ 30 Min. + 15 Min. Backzeit
200 g Mehl · 1 TL Backpulver · Salz · 1 Ei · 40 ml Öl · 100 g Magerquark · 50 g Tomatenmark · italienische Kräuter (Oregano, Basilikum, Rosmarin, Majoran, Salbei) · 6 Geflügelwürstchen à 50 g

– Mehl, mit Backpulver und Salz in einer Rührschüssel vermengen. Ei, Öl und Quark dazugeben und mit den Knethaken des Handrührgeräts kräftig zu einem glatten Teig verkneten. Den Teig dünn ausrollen und in 6 Rechtecke (16 × 8 cm) schneiden.
– Den Backofen auf 175 Grad Umluft (190 Grad Ober-/Unterhitze) vorheizen. Tomatenmark mit wenig Wasser und den Gewürzen glatt rühren und die Kräuter unterrühren. Die Tomatenmasse auf den Rechtecken verteilen und die Würstchen darin einwickeln. An beiden Seiten den Teig zusammendrücken, sodass die Wurst fest eingepackt ist.
– Die Hot Dogs auf ein mit Backpapier belegtes Backblech legen. Die Oberfläche mit etwas Milch einpinseln und 15 Min. im Backofen backen.

Nährwerte pro Stück
260 kcal / 16,7 g E / 10 g F / 25 g KH / 1,2 g Ba / 2 BE /
Lipaseeinheiten: 20 000

FINGERFOOD

KLEINE GERICHTE

Tortilla-Happen mit Forelle

Etwas Besonderes für ein Büfett – prima auch als Fingerfood für die Stehparty.

▶ Für 16 Stück
Braucht etwas mehr Zeit   ⊙ 20 Min. + 50 Min. Garzeit
250 g Kartoffeln (geschält 220 g) · 4 Eier · 80 ml Milch (1,5 %) · 1 Pr. Salz · Muskat · 1 Msp. Schabzigerklee · je ¼ TL Oregano und Majoran (getrocknet) · 60 g geräuchertes Forellenfilet · 1 Tomate · frischer Dill · Zahnstocher

- Kartoffeln waschen, schälen und als ganze Kartoffeln in Salzwasser kochen, Wasser abschütten und Kartoffeln abkühlen lassen. Diese in dünne Scheiben schneiden.
- Milch, Eier, Salz und Gewürze verrühren und in eine kleine gefettete Auflaufform bodenbedeckt etwas davon eingießen. Kartoffelscheiben darauf schichten. Restliche Eiermilch über die Kartoffeln gießen und im Backofen bei 170 Grad Umluft (190 Grad Ober-/Unterhitze) 30 Min. backen.
- Die ausgekühlte Tortilla in Würfel schneiden, in Papier-Backförmchen setzen und mit einem gleichgroßen Stück Forellenfilet belegen.
- Der Tomate den Blütenansatz herausschneiden, die Tomatenhaut einmal einritzen und dann für 10 Sekunden in kochendes Wasser legen. Gleich mit kaltem Wasser abschrecken und dann häuten. Die Tomaten halbieren, die Kerne entfernen und das Fruchtfleisch in Streifen schneiden. Mit einem Zahnstocher die Tomatenstreifen auf den Tortilla-Schnitten befestigen und mit einem gewaschenen Dillfähnchen garnieren.

▶ Variante
Anstelle der Gewürze können Sie auch einfach das selbstgemachte Kräutersalz (S. 31) verwenden.

Nährwerte pro Portion (8 Stück)
310 kcal/ 24,2 g E/ 12 g F/ 25 g KH/ 2,2 g Ba/ 2 BE/
Lipaseeinheiten: 24 000

Putenbrust auf Toast mit Mango

Ein leckeres Abendessen.

▶ Für 2 Portionen
Gelingt leicht   ⊙ 20 Min. + 15 Min. Garzeit
15 g Butter · 1 EL Mehl · 75 ml Brühe · 75 ml Milch · Salz · Muskat · 1 reife Mango (geschält und ohne Stein 200 g) · 250 g Putenbrust · mildes Currypulver · wenig Pfeffer · 1 EL Öl · 4 Scheiben Toastbrot · 40 g Reibekäse (16 % Fett absolut)

- Den Backofen auf 175 Grad Umluft (190 Grad Ober-/Unterhitze) vorheizen. Für die Sauce Butter in einem kleinen Topf erhitzen. Das Mehl dazugeben, etwas »schwitzen« lassen und mit Milch und Brühe ablöschen, mit Salz und Muskat würzen und 5 Min. köcheln lassen.
- Mango waschen schälen und längs 2 Scheiben abschneiden, diese längs halbieren. Die Putenbrust in 4 kleine dünne Schnitzel schneiden. Diese mit der Hand flach klopfen, würzen und in der Pfanne in Öl auf allen Seiten braten. Fleisch herausnehmen.
- Das Toastbrot im Toaster hell rösten und auf ein Backblech (mit Backpapier) legen. Mit je einer Mangoscheibe belegen, darauf die Putenbrust geben und mit der Sauce beträufeln. Den Käse darüberstreuen und 5 Min. im Backofen bis zum gewünschten Bräunungsgrad gratinieren (Backofen mit Grillfunktion).

▶ Variante
Wenn es schnell gehen muss, verwenden Sie fertige Béchamelsauce aus dem Tetrapack (Zutatenliste beachten).

Nährwerte pro Portion
505 kcal/ 42,6 g E/ 19 g F/ 39 g KH/ 3,2 g Ba/ 4 BE/
Lipaseeinheiten: 38 000

▶ Tortilla-Happen mit Forelle

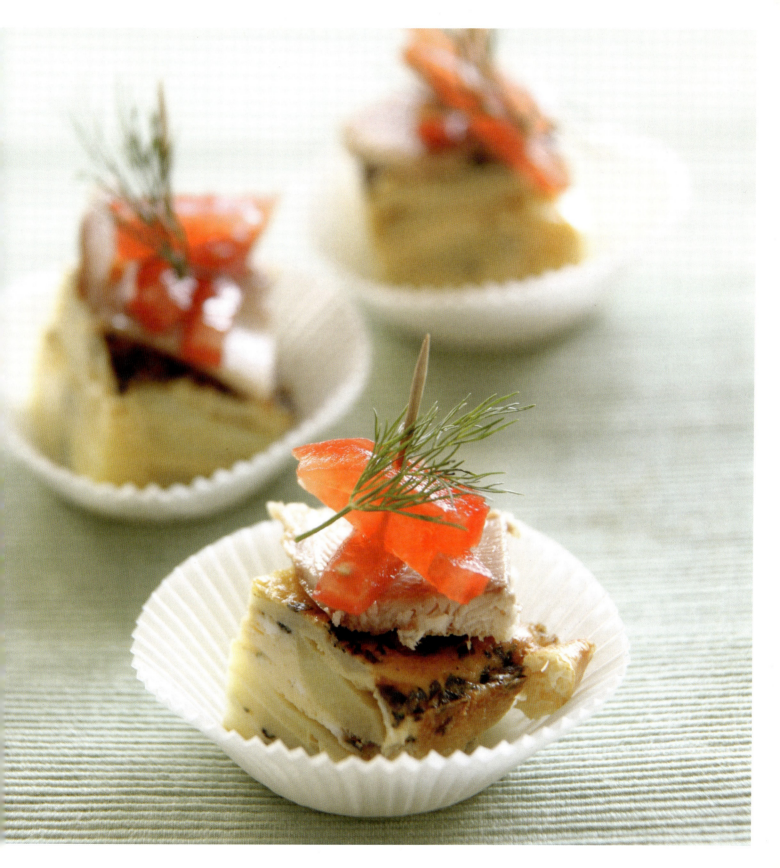

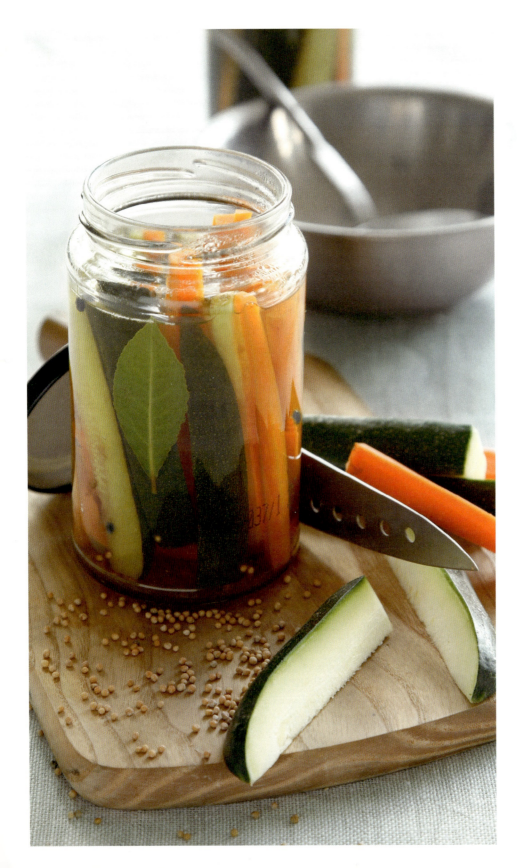

Eingelegtes Gemüse
Ein leckerer Ersatz für Essiggurken.

▶ Für 3 Gläser à 500 ml
(12 Monate haltbar)
Preisgünstig
⏱ 20 Min. + 30 Min. Ziehzeit

1 kg Zucchini · 500 g Möhren · 3 EL Salz · 120 g Zucker · 1 TL Currypulver · ½ TL Muskat · 1 EL Senfkörner · 5 Lorbeerblätter · 5 Pfefferkörner · 200 ml Apfelessig · ¾ l Wasser · 3 Schraubverschlussgläser

- Zucchini und Möhren putzen, waschen und längs in Achtel schneiden. Auf die Länge der Schraubverschlussgläser kürzen. Alles in eine Schüssel geben, Salz untermischen und eine halbe Stunde durchziehen lassen. Die restlichen Zutaten in einen Topf geben und einmal aufkochen lassen. Möhren dazugeben und 4 Min. leicht kochen lassen. Dann die Zucchini dazugeben und weitere 5 Min. leicht köcheln.
- Das Gemüse sofort in vorbereitete, mit kochendem Wasser ausgespülte Schraubverschlussgläser einfüllen. Das Gemüse sollte mit Flüssigkeit bedeckt sein. Gut verschließen und zum Auskühlen auf den Kopf stellen.

Nährwerte pro Portion (150 g)
75 kcal/ 2,1 g E/ 0 g F/ 15 g KH/ 2,2 g Ba/ 1 BE/
Lipaseeinheiten: 0

FINGERFOOD

KLEINE GERICHTE

Fitburger

Ein leckerer Snack zum Abendessen oder für unterwegs.

▶ **Für 2 Portionen**
Geht schnell ⊘ 5 Min.
2 Haferflockenbrötchen (S. 37) · 2 Kopfsalatblätter · 2 Scheiben Putenbrustaufschnitt · 2 Scheiben Gouda (45 % Fett i.Tr.) · 1 Tomate (ca. 100 g) · 50 g Senfgurke · etwas milder Senf oder Ketchup

– Die Brötchen halbieren, 2 Hälften mit Salatblättern belegen, darauf die Putenbrust und den Käse legen. Die Tomate waschen, den Stielansatz entfernen und in dünne Scheiben schneiden. Die Senfgurke ebenfalls in Scheiben schneiden.
– Beides auf dem Käse fächerartig verteilen. Die unbelegten Brötchenhälften mit Senf oder Ketchup bestreichen und die Brötchen zuklappen.

Nährwerte pro Portion mit Haferflockenbrötchen
300 kcal/ 17,5 g E/ 9 g F/ 36 g KH/ 4,3 g Ba/ 3 BE

Nährwerte pro Portion, nur Belag
110 kcal/ 9,7 g E/ 7 g F/ 2 g KH/ 1,8 g Ba/ 0 BE/
Lipaseeinheiten: 14 000

Gefüllte Pfannkuchen-Spieße

Die Spieße sind eine gute Alternative zum belegten Brot.

▶ **Für 2 Portionen**
Preisgünstig
⊘ 15 Min. + 5 Min. Garzeit
60 g Mehl · 1 Ei · 100 ml Wasser · 1 Pr. Salz · ½ TL Öl · 2 Scheiben gekochter Schinken (70 g) · 100 g fettreduzierter Frischkäse · 4 Salatblätter · 2 Schaschlikspieße

– Mehl in eine Schüssel geben und mit dem Wasser zu einem glatten Teig rühren. Ei und Salz dazugeben und unterrühren. Den Teig 5 Min. ruhen lassen. Eine beschichtete Pfanne (⌀ 24 cm) mit Öl einpinseln und aus dem Teig 2 Pfannkuchen hellblond backen und auskühlen lassen.
– Die Pfannkuchen mit Frischkäse bestreichen, mit Schinken belegen, wieder mit Frischkäse bestreichen, dann die Salatblätter darauflegen und die Pfannkuchen aufrollen. Die Rollen in 4 gleich große Scheiben schneiden und jeweils 4 Stück auf einen Spieß stecken.

Nährwerte pro Portion
290 kcal/ 21 g E/ 8,5 g F/ 31,5 g KH/ 2,6 g Ba/ 2 BE/
Lipaseeinheiten: 17 000

Rote Bete mit Mozzarella

Die Winterversion von Tomate-Mozzarella.

▶ **Für 2 Portionen**
Geht schnell ⊘ 5 – 10 Min.
150 g gegarte Rote Bete (vakuumverpackt) · 125 g Mozzarella light · 1 EL Olivenöl oder 2 EL selbstgemachtes Pesto (S. 84) · 1 – 2 EL milder Balsamicoessig · Salz · frische Basilikumblätter

– Die Rote Bete bei Bedarf noch etwas nachschälen und in dünne Scheiben schneiden. Den Mozzarella abtropfen lassen und ebenfalls in dünne Scheiben schneiden.
– Mozzarella und Rote Bete abwechselnd fächerartig und rund auf einem Teller anrichten. Mit Öl bzw. Pesto und Essig beträufeln, etwas salzen und nach Belieben mit frischen Basilikumblättchen bestreuen.

▶ **Das passt dazu**
Ciabattabrot.

Nährwerte pro Portion ohne Pesto
135 kcal/ 8,6 g E/ 8 g F/ 7 g KH/ 1,5 g Ba/ 0,5 BE/
Lipaseeinheiten: 16 000

Tipp
Basilikum ist zwar mittlerweile ganzjährig erhältlich, da es aber ein typisches Sommergewächs ist, ist es im Winter sehr empfindlich bei Kälte und welkt sehr schnell.

KLEINE GERICHTE

FINGERFOOD

Polentawürfel mit Tomatendip

Wunderbar geeignet für ein kalt-warmes Büfett.

▶ **Für 20 Stück**
Braucht etwas mehr Zeit ⓥ **45 Min. + 30 Min. Garzeit**

300 ml Gemüsebrühe · 1 TL Butter · ½ TL Salz · 90 g Polenta (Maisgrieß) · 125 g Lachsschinken · 1 TL Rapsöl · 300 g reife Tomaten · 1 TL Olivenöl · 2 EL Ketchup · 1 EL Tomatenmark · wenig Pfeffer · 1 EL Petersilie (gehackt) · Oregano · Salbei · Rosmarin (getrocknet)

- Die Gemüsebrühe mit der Butter und Salz aufkochen. Polenta unter ständigem Rühren einrieseln lassen. 20 Min. auf kleiner Hitze weiterrühren, bis sich der Brei vom Topfrand löst.
- Die Masse 1,5 cm dick auf ein Brett streichen und abkühlen lassen. In 20 Würfel schneiden (ca. 2 × 3 cm), mit den Schinkenscheiben umwickeln und mit Zahnstocher feststecken.
- Für den Tomatendip die Tomaten heiß überbrühen, kalt abschrecken und häuten. Stielansätze und Kerne entfernen. Die Kerne durch ein Sieb passieren und den Saft auffangen. Das Fruchtfleisch in Würfel schneiden.
- Olivenöl im Topf erhitzen, Tomatenmark, Tomatenwürfel, Tomatensaft, Ketchup und Gewürze und Kräuter dazugeben und 5 Min. köcheln lassen. Abkühlen lassen, dann Petersilie dazugeben. Eine Pfanne mit Rapsöl auspinseln und die Würfel darin 2–3 Min leicht anbraten. Mit dem Tomatendip servieren.

▶ **Variante**
Die gebratenen Polentawürfel schmecken auch abgekühlt sehr gut.

Nährwerte pro Stück
30 kcal/ 1,5 g E/ 2 g F/ 2 g KH/ 0,4 g Ba/ 0,33 BE/
Lipaseeinheiten: 4000

Couscoussalat

Eine schöne Abwechslung zum Mitnehmen für unterwegs.

▶ **Für 2 Portionen**
Gelingt leicht ⓥ **40 Min. + 20 Min. Garzeit**

120 g Couscous · 150 ml Gemüsebrühe (S. 30) · 1 Tomate (ca. 100 g) · 1 Zucchini (ca. 150 g) · 1 EL Olivenöl · 60 g Feta (45 % Fett i.Tr.) · 1 TL Zitronensaft · 1 TL Weißweinessig · Salz · etwas Pfeffer · etwas Kreuzkümmel (Cumin), gemahlen · 1 EL Pfefferminze oder glatte Petersilie, grob zerpflückt

- Die Gemüsebrühe erhitzen, Couscous einrühren, auf der ausgeschalteten Herdplatte zugedeckt etwa 20 Min. ziehen lassen. Die Tomate waschen, achteln und dann in Würfel schneiden. Die Zucchini waschen und klein würfeln. Den Feta trocken tupfen und würfeln.
- Aus den restlichen Zutaten, außer der Minze, ein Dressing rühren. Alle Zutaten gut vermischen und zugedeckt mindestens 30 Min. durchziehen lassen. Nochmals abschmecken, auf Tellern anrichten und mit der Pfefferminze bestreuen.

▶ **Variante**
Besonders schön sieht es aus, wenn die Kerne aus den Tomaten entfernt werden. Dann nehmen Sie etwas mehr Tomaten. Die Kerne können gut für eine Tomatensauce verwendet werden.

Nährwerte pro Portion
360 kcal/ 13 g E/ 14 g F/ 45 g KH/ 6 g Ba/ 3 BE/
Lipaseeinheiten: 28 000

Tipp
Couscous lässt sich durch die kurze Garzeit sehr schnell und gut vorbereiten und schmeckt auch warm gut – dann ohne Zitrone und Essig.

▶ Polentawürfel mit Tomatendip

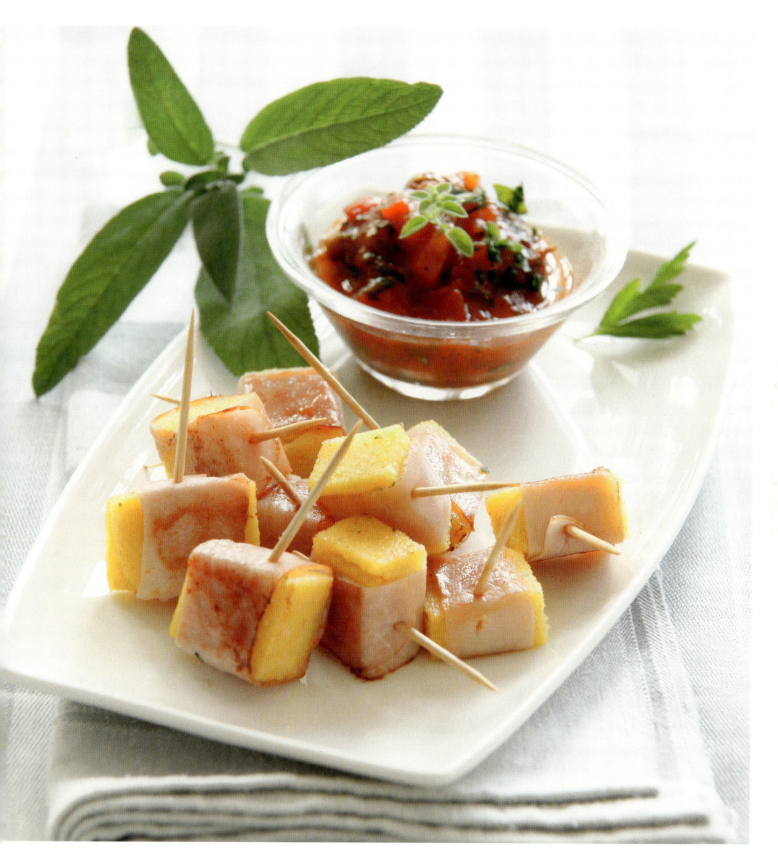

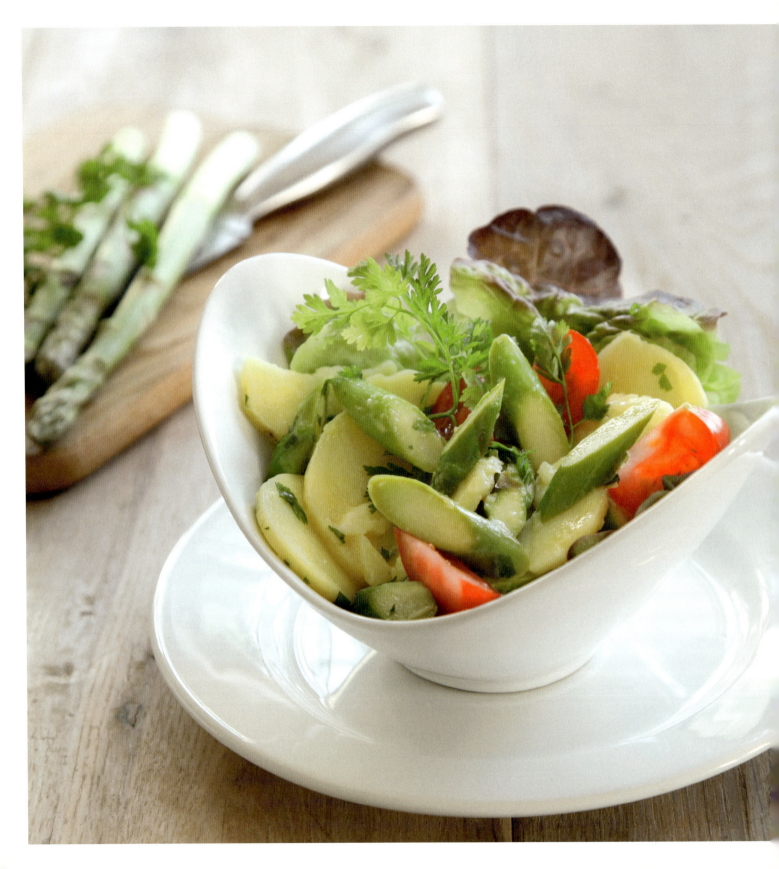

Kartoffel-Spargel-Salat mit Kerbel

Ein leichtes Abendessen im Frühsommer, auch gut für Gäste vorzubereiten

▶ **Für 2 Portionen**
Gelingt leicht ⊙ **45 Min. + 30 Min. Ziehzeit**
450 g vorwiegend fest kochende Kartoffeln (geschält 400 g) · ½ TL Kümmel · 250 g grüner Spargel · 2–3 EL gehackter frischer Kerbel (ersatzweise Petersilie) · 2 EL heller Balsamicoessig · 1 TL milder Senf · 1 EL Rapsöl · Salz · etwas weißer Pfeffer · 2 Salatblätter · 1 Tomate

- Die Kartoffeln waschen und in Salzwasser mit dem Kümmel gar kochen. Abschütten, etwas ausdampfen lassen, pellen und in Scheiben schneiden.
- Den Spargel waschen, die Enden knapp abschneiden und das untere Drittel schälen. Spargelstangen schräg in etwa 1 cm dicke Scheiben schneiden. In wenig Salzwasser bissfest garen, abgießen, dabei den Sud auffangen und auskühlen lassen.
- Aus etwa 125 ml des Suds, Essig, Salz, Senf, eventuell Pfeffer und Öl ein Dressing rühren und abschmecken. Die Kartoffeln mit dem Spargel, dem Kerbel und dem Dressing vorsichtig mischen und etwa 30 Min. durchziehen lassen.
- Salat durchmischen und abschmecken. Auf Kopfsalatblättern portionsweise anrichten, nach Belieben mit Kerbelsträußchen und Tomatenachteln garnieren.

▶ **Das passt dazu**
Selbst gebackene Brötchen (S. 37) und gekochter Schinken oder Mozzarella.

Nährwerte pro Portion
225 kcal/ 6,5 g E/ 6 g F/ 34 g KH/ 4,2 g Ba/ 3 BE/
Lipaseeinheiten: 12 000

◀ Kartoffel-Spargel-Salat mit Kerbel

Reiskonfekt mit Joghurtdip

Aufwendig, aber schön für Gäste.

▶ **Für 4 Portionen**
Braucht etwas mehr Zeit ⊙ **30 Min. + 20 Min. Garzeit**
150 g Basmatireis · 350 ml Wasser · ½ TL Salz · Muskat · 100 g Möhren · ¼ Bund Petersilie · 6 Chinakohlblätter · 150 g gekochter Schinken · 200 g Naturjoghurt (1,5 % Fett) · Zitronensaft · Kräutersalz

- Möhren schälen und grob reiben. Salzwasser zum Kochen bringen. Reis und Möhrenstreifen dazugeben und bei schwacher Temperatur 20 Min. quellen lassen. Petersilie waschen und fein hacken. Den Strunk der Chinakohlblätter entfernen und die Blätter kurz in kochendes Wasser legen, dann gleich wieder herausnehmen und mit kaltem Wasser abspülen.
- Den Reis mit gehackter Petersilie und Muskat würzen. Die Reismasse in eine quadratische ausgefettete Form hineindrücken und auskühlen lassen. Danach stürzen und 5 × 5 Würfel daraus schneiden.
- Die Reiswürfel mit Chinakohl- und Schinkenstreifen umwickeln und diese mit Zahnstochern befestigen. Aus Joghurt, Kräutersalz und etwas Zitronensaft einen Dip rühren und zum Reiskonfekt reichen.

Nährwerte pro Portion
220 kcal/ 13 g E/ 3,5 g F/ 33 g KH/ 2 g Ba/ 2,5 BE/
Lipaseeinheiten: 7000

Italienischer Kartoffelpüree-Auflauf

Als vegetarisches Gericht oder mit einem Schweinelendensteak ein Sonntagsessen.

▶ **Für 2 Portionen**
Gelingt leicht ⏱ **20 Min. + 30 Min. Garzeit**
450 g mehlig kochende Kartoffeln · 100 ml Milch (1,5 % Fett) · Salz · Muskat · 1 Zucchini (100 g) · 2 Tomaten (200 g) · 30 g geriebener Mozzarella · Thymian · Basilikum · Kräutersalz · 1 TL Olivenöl

- Kartoffeln waschen, schälen und in walnussgroße Stücke schneiden. Die Kartoffelstücke in einen Topf geben. Etwas Salz dazugeben und mit Wasser aufgießen, bis die Kartoffeln zur Hälfte bedeckt sind. 20 Min. kochen.
- Wenn die Kartoffeln gar sind, das Wasser abgießen, den Topf nochmals kurz auf die Herdplatte stellen, damit das restliche Wasser verdampfen kann. Mit einem Kartoffelstampfer stampfen, dann die Milch dazugeben und verrühren. Mit Salz und Muskat abschmecken. In eine Auflaufform streichen.
- Zucchini waschen und längs in feine Scheiben schneiden. Diese in Olivenöl in einer Pfanne auf beiden Seiten anbraten. Tomaten waschen, den Strunk entfernen und auch in Scheiben schneiden. Das Kartoffelpüree mit den Zucchinischeiben bedecken. Thymian, Basilikum und Kräutersalz darüberstreuen und darauf schuppenförmig die Tomatenscheiben im Wechsel mit dem Mozzarella schichten. Darüber wenig Kräutersalz verteilen.
- Im vorgeheizten Backofen bei 175 Grad Umluft (Ober-/Unterhitze 190 Grad) 10 – 12 Min. gratinieren. Vor den Servieren mit einigen Thymianblättchen bestreuen.

Nährwerte pro Portion
231 kcal/ 10 g E/ 4 g F/ 36 g KH/ 4,2 g Ba/ 3,5 BE/
Lipaseeinheiten: 8000

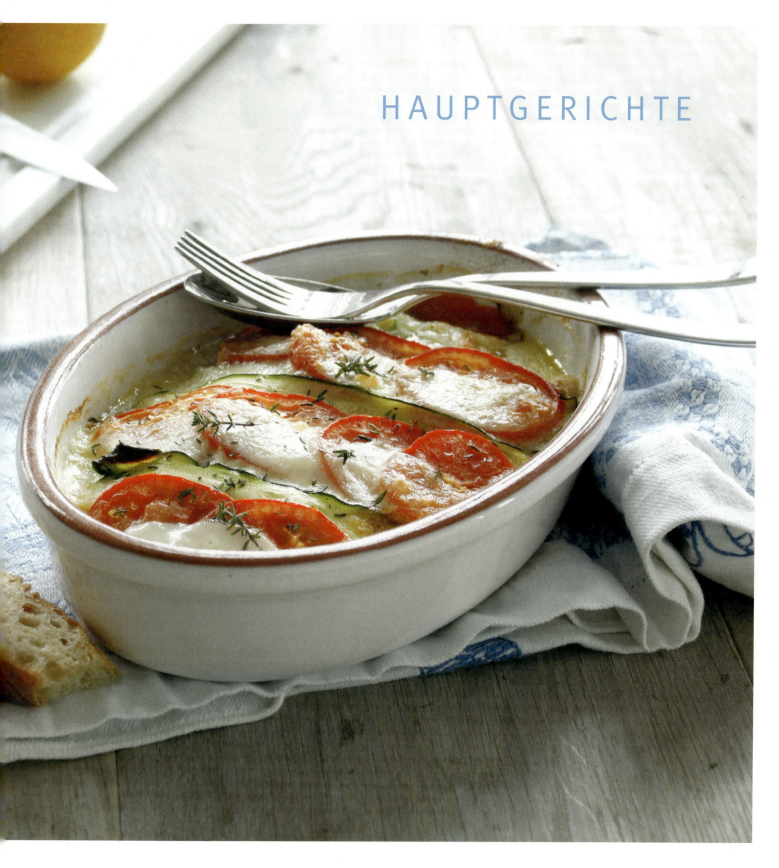

HAUPTGERICHTE

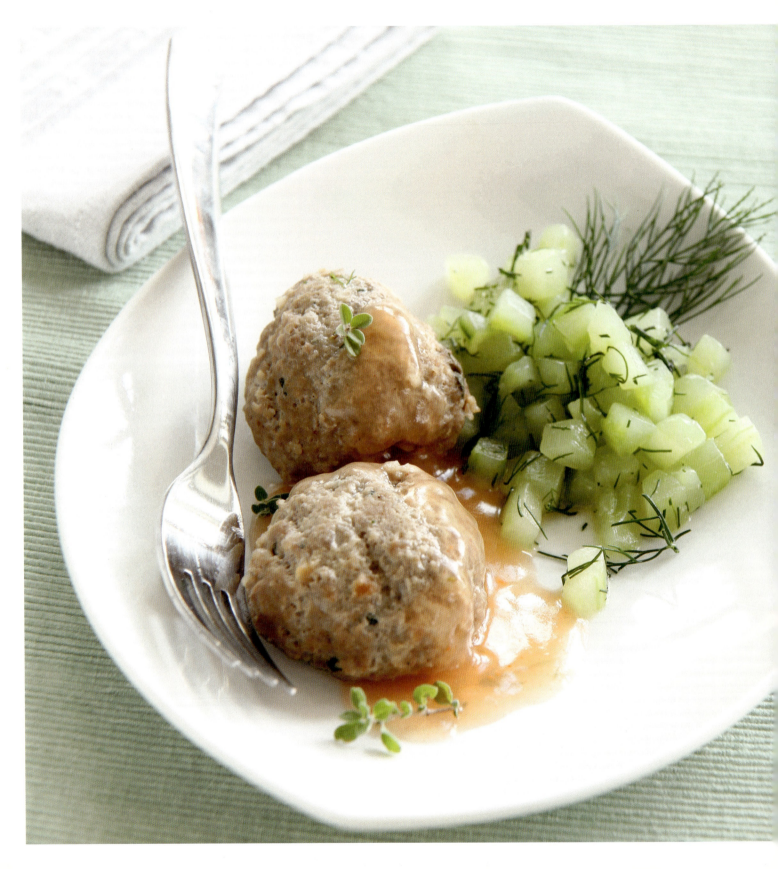

HACKFLEISCHGERICHTE

HAUPTGERICHTE

Klopse mit Tomatensauce und Dillgurken

Ein wahrer Augenschmaus!

▶ **Für 6 Portionen**
Preisgünstig ⊙ 30 Min. + 20 Min. Garzeit
Für die Fleischklößchen: ½ trockenes Brötchen · 200 g Hackfleisch vom Metzger (fettreduziert) · ½ Ei · ½ TL Salz · 1 TL gemischte Kräuter getrocknet (Oregano, Basilikum, Thymian, Rosmarin, Majoran, Salbei) · ¼ TL Paprikapulver · 1 TL Tomatenmark · ½ TL Mondamin
Für die Dillgurken: 1 Salatgurke · ½ TL Gemüsebrühe (gekörnt) · Kräutersalz · ½ Bund frischer Dill

- Brötchen in kaltem Wasser einweichen. Gut ausdrücken und mit dem Hackfleisch, Ei, Salz, Kräutern und Paprikapulver verkneten. 4 Klopse formen und diese in ¼ l siedendem Salzwasser 10 Min. garen.
- Die Klößchen herausnehmen und Tomatenmark in den Sud geben. Mit einem Pürierstab aufschlagen. Eventuell mit Salz nachwürzen. Mondamin mit etwas kaltem Wasser anrühren und in die kochende Sauce rühren. Fleischklößchen wieder hineinlegen und auf kleiner Stufe warmhalten.
- Gurke schälen, längs vierteln und die Kerne herausschneiden. In Würfel schneiden und in wenig Gemüsebrühe 5 Min. andünsten. Flüssigkeit abschütten und mit Kräutersalz und fein geschnittenem Dill abschmecken.

▶ **Das passt dazu**
Schmeckt prima mit Basmatireis.

Nährwerte pro Portion
200 kcal/ 24,8 g E/ 6 g F/ 10 g KH/ 2 g Ba/ 1 BE/
Lipaseeinheiten: 12 000

Tipp
Wenn Sie die Zutaten für die Fleischklopse verdoppeln, können Sie 2 Portionen einfrieren und haben als Variante ein anderes Mal mit Kartoffelpüree und Möhrengemüse schnell ein weiteres Gericht.

Chinakohlröllchen

Lecker und verträglich dank Chinakohl.

▶ **Für 3 Portionen**
Gelingt leicht ⊙ 20 Min. + 35 Min. Garzeit
6 schöne große Chinakohlblätter (120 g) · 250 g Hackfleisch (gemischt, mager) · 1 altbackenes Brötchen · 1 Ei · Kräutersalz · Kümmel · Muskatnuss · 5 g Öl · 1 Möhre · 100 g Sellerie · ¼ l Fleischbrühe · 1 TL Tomatenmark · 1 EL Petersilie (gehackt)

- Chinakohlblätter waschen und den festen Strunk keilförmig herausschneiden. Brötchen in kaltem Wasser einweichen, ausdrücken und zum Hackfleisch geben. Ei und Gewürze dazugeben und kräftig durchkneten. Den Teig auf die 6 Chinakohlblätter verteilen und fest einwickeln.
- Möhre und Sellerie waschen, schälen und vierteln. Eine beschichtete Pfanne mit Öl auspinseln und die Krautwickel mit der Naht nach unten in die Pfanne setzen. Auf mittlerer Stufe kurz anbraten und mit der Fleischbrühe ablöschen. Das Gemüse obenauf geben und die Rouladen zugedeckt 30 Min. köcheln lassen.
- Das Gemüse wieder herausnehmen und mit Tomatenmark und etwas Wasser pürieren und wieder zurück in die Pfanne schütten. Sauce nochmals abschmecken. Mit Petersilie bestreuen und in der Pfanne servieren.

▶ **Das passt dazu**
Kartoffelpüree.

Nährwerte pro Portion
215 kcal/ 22,9 g E/ 8 g F/ 14 g KH/ 3,8 g Ba/ 1 BE/
Lipaseeinheiten: 16 000

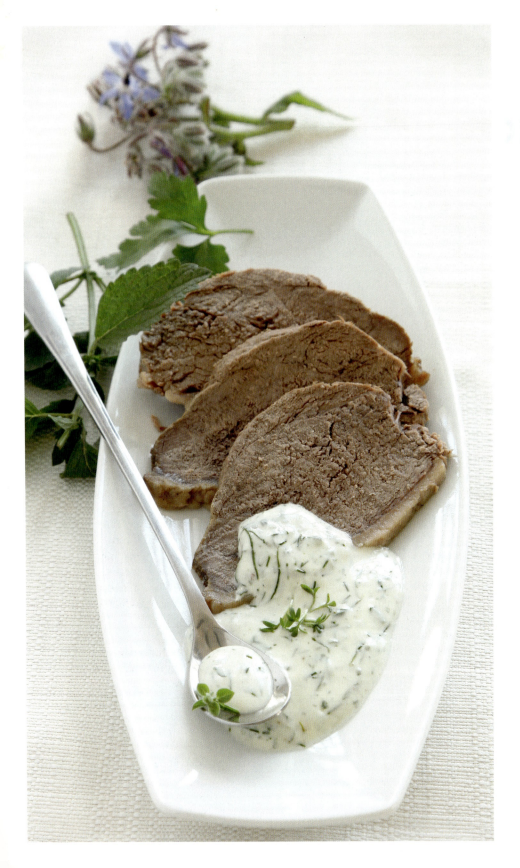

Tafelspitz mit Kräuter-Joghurt-Sauce

Ein leckeres Sonntagsessen.

▶ **Für 2 Portionen**
Gelingt leicht
⏱ 20 Min. + 2 Stunden Garzeit
Für den Tafelspitz: 1 kg Tafelspitz · 1 Lorbeerblatt · 1 Nelke · 3 Wacholderbeeren · Salz · 1 Msp. Piment · 1 Msp. Kümmel
Für die Sauce: Petersilienstängel · Petersilie · Kerbel · Sauerampfer · Dill · Borretsch · Kresse · Estragon · Liebstöckel · Zitronenmelisse · 1 TL Zitronensaft · 2 TL Öl · 200 g Naturjoghurt (1,5 % Fett) · 1 Pr. Zucker · Salz · etwas Pfeffer

- Das Fleisch abwaschen und in 2 l siedendem Salzwasser zusammen mit den Gewürzen 2 Stunden zugedeckt garen lassen. Für die Sauce alle Kräuter waschen, Stängel entfernen und zupfen. Mit den restlichen Zutaten mixen und abschmecken.
- Das Fleisch quer zur Faser in Scheiben schneiden, weil es ansonsten zäh wird. Pro Portion rechnet man ca. 150 Gramm.

Nährwerte pro Portion
300 kcal/ 36,1 g E/ 14 g F/ 7 g KH/ 1,1 g Ba/ 0,5 BE/
Lipaseeinheiten: 28 000

TIPP
Selbst wenn Sie nur zu zweit sind, macht es keinen Sinn, weniger als 1 Kilo zuzubereiten. Den Rest können Sie problemlos einfrieren.

GEFLÜGELGERICHTE

HAUPTGERICHTE

Gulasch aus dem Bratschlauch

Das Gemüse und das Fleisch werden im Bratschlauch butterweich.

▶ **Für 2 Portionen**
Braucht etwas mehr Zeit
🕐 **15 Min. + 2 Stunden Garzeit**
250 g Rindergulasch (mager) · 200 g Möhren · 200 g Sellerie · 350 g Kartoffeln (geschält 300 g) · 1 kleine Dose stückige Tomaten · Salz · Pfeffer Majoran · Oregano · 1 Bratschlauch

- Das Fleisch in kleine Würfel schneiden. Kartoffeln, Möhren und Sellerie schälen, putzen und in Scheiben schneiden. Mit den stückigen Tomaten, Salz, Pfeffer und Kräutern vermengen. Alles in einen Bratschlauch packen, diesen gut verschließen und in einen großen Topf geben, der 5 cm hoch mit Wasser gefüllt ist. In den Bratschlauch ein kleines Loch stechen.
- Den Deckel auf den Topf geben und bei kleiner Stufe das Gulasch 2 Stunden kochen. Hin und wieder etwas Wasser nachfüllen.

▶ **Variante**
Schneller und leichter verdaulich wird das Gericht mit Fleisch von der Schweinelende oder Putenbrust.

Nährwerte pro Portion
325 kcal / 31,8 g E / 6 g F / 35 g KH / 8,9 g Ba / 2 BE /
Lipaseeinheiten: 12 000

Asia-Nudeln mit Hähnchenbrust

Für Freunde der asiatischen Küche.

▶ **Für 2 Portionen**
Geht schnell
🕐 **10 Min. + 20 Min. Garzeit**
90 g Nudeln (beliebige Sorte) · 180 g Möhren · 300 g Hähnchenbrustfilet · Salz · wenig Pfeffer · 1 EL Sojaöl · Currypulver (mild) · etwas Ingwer (frisch gerieben) · 100 ml Orangensaft · 50 ml Kokosmilch · 1 EL Korianderblättchen (gehackt, alternativ Petersilie) · milde Sojasauce · Zitronensaft

- Die Nudeln bissfest kochen. Die Möhren waschen, schälen und in Stifte schneiden bzw. grob raspeln. Von der Hähnchenbrust das dünne Häutchen entfernen und das Fleisch in Würfel schneiden. Mit Salz und Pfeffer würzen und in Öl in der Pfanne anbraten.
- Curry und Ingwer dazugeben und mit Orangensaft ablöschen. Möhrenstifte dazugeben, vermengen. Nach 2 Min. Kokosmilch, Koriander und Nudeln dazugeben, vermengen und vor dem Servieren mit Sojasauce und Zitronensaft abschmecken.

▶ **Variante**
Mit Fischfilet anstelle von Hähnchenbrust schmeckt es auch prima.

Nährwerte pro Portion
415 kcal / 42,5 g E / 8 g F / 42 g KH / 4,5 g Ba / 3,5 BE /
Lipaseeinheiten: 16 000

Spargel-Kartoffel-Hähnchen-Topf

Am besten schmeckt dies zur Spargelzeit im Mai.

▶ **Für 2 Portionen**
Geht schnell
🕐 **10 Min. + 20 Min. Garzeit**
200 g Hähnchenbrustfilet · 1 TL Öl · ½ l Fleischbrühe (S. 45) · 250 g grüner Spargel · 280 g Kartoffeln (geschält 250 g) · 1 Stängel Basilikum · 1 EL saure Sahne

- Hähnchenbrust in 2 cm große Stücke schneiden und in einem Topf im Öl leicht anbraten. Mit der Brühe ablöschen und 5 Min. köcheln lassen.
- Die Stangenspargel waschen und das untere Drittel schälen, holzige Enden abschneiden. Spargel in Stücke schneiden. Die Kartoffeln waschen, schälen, halbieren und quer in Scheiben schneiden. Zusammen mit dem Spargel in die Suppe geben und weitere 10 Min. kochen.
- Den Eintopf auf die Teller verteilen und mit gewaschenem Basilikum und saurer Sahne garnieren.

▶ **Variante**
Wenn gerade keine Spargelzeit ist, können Sie auch feine Bohnen und Möhren verwenden.

Nährwerte pro Portion
245 kcal / 29,1 g E / 4 g F / 22 g KH / 3,4 g Ba / 2 BE /
Lipaseeinheiten: 8000

PUTE, KALB

Mediterraner Puten-Hackbraten

Ideal, wenn Sie Gäste erwarten.

▶ **Für 5 Portionen**
Gut vorzubereiten   🕒 **15 Min. + 1 Stunde Garzeit**
1 Möhre (100 g) · ½ kg Putenhackfleisch · 1 Ei · 30 g Semmelbrösel · Salz · Pfeffer · Paprika edelsüß · Estragon · Basilikum · Majoran · Thymian · 6 EL Tomatenpüree (Tetrapack) · 1 Bratschlauch

- Die Möhre waschen, schälen und fein raspeln. Den Backofen auf 175 Grad Umluft (190 Grad Ober-/Unterhitze) vorheizen. Aus allen Zutaten (bis auf das Tomatenpüree) einen Fleischteig kneten. Diesen zu einem ovalen Laib formen.
- Den Bratschlauch so zuschneiden, dass man die Enden noch gut zusammenbinden kann und der Braten darin gut Platz hat. Den Hackfleischlaib in den Schlauch legen und ½ Tasse Wasser dazugeben. Schlauch zubinden und auf ein kaltes Backblech legen. Oben einen kleinen Einschnitt in den Schlauch machen.
- Im Backofen bei 170 Grad Umluft (190 Grad Ober-/Unterhitze) 50–60 Min. backen. Den Braten vorsichtig aus dem Schlauch holen und 5 Min. ruhen lassen. Die angefallene Flüssigkeit und das Tomatenpüree in einen Topf geben, aufkochen und abschmecken.

Nährwerte pro Portion
85 kcal/ 7,4 g E/ 3 g F/ 6 g KH/ 1 g Ba/ 0,5 BE/
Lipaseeinheiten: 6000

Tipp
Putenhackfleisch bekommen Sie z. B. direkt vom örtlichen Putenhof oder im Supermarkt.

Kalbsragout mit Spargel und Erbsen

Das feine Ragout ist auch prima für Gäste geeignet.

▶ **Für 2 Portionen**
Gelingt leicht   🕒 **20 Min. + 40 Min. Garzeit**
500 g Spargel · 300 g Kalbfleisch (Keule oder Schulter) · ½ l Wasser · 1 Möhre · 1 Stück Sellerie (50 g) · ½ TL Salz · 1 Nelke · 3 Petersilienstängel · 1 Lorbeerblatt · 1 Scheibe Zitrone (unbehandelt) · 1 Msp. milder Senf · 100 g feine Erbsen (tiefgekühlt) · 100 ml Milch (1,5 % Fett) · 1 EL Mondamin · 1 Eigelb

- Den Spargel schälen, in Stücke schneiden und in Salzwasser dünsten. ½ l Wasser zum Kochen bringen. Die Möhre schälen und Sellerie putzen. Salz, Petersilienstängel, Lorbeerblatt, Möhre, Sellerie, Nelke und Lorbeerblatt hineingeben. Die Zitronenscheibe hinzufügen. Den Sud 30 Min. köcheln lassen.
- Sud durch ein Sieb schütten und in diesem entstandenen Fond die Kalbfleischwürfel auf niedriger Stufe 5 Min. köcheln lassen. Dann die gefrorenen Erbsen dazugeben. Mondamin mit wenig kalter Milch glatt rühren und nach weiteren 5 Min. den Fond damit binden.
- Eigelb mit etwas Sauce verrühren und in das Ragout hineinrühren. Jetzt darf es nicht mehr kochen, sonst gerinnt die Sauce. Mit Senf und evtl. Salz abschmecken. Zuletzt die Spargelstücke dazugeben.

▶ **Das passt dazu**
Reis oder Kartoffelpüree.

Nährwerte pro Portion
350 kcal/ 44,9 g E/ 8 g F/ 24 g KH/ 8,7 g Ba/ 1 BE/
Lipaseeinheiten: 16 000

AUFLAUF

Filetrollen am Spieß
Ein leckeres Sonntagsessen!

▶ 3 Portionen
Geht schnell ⊙ 15 Min. + 10 Min. Garzeit
1 kleine Schweinelende (500 g) · 100 g Frischkäse (fettreduziert) · 60 g Lachsschinken · Kräutersalz · Kräuter der Provence · 1 TL Öl · 1 TL Mondamin · Schaschlikspieße

- Schweinelende enthäuten, die Spitzen rechts und links abschneiden – so hat das Filet ca. 25 cm Länge. Längs so aufschneiden, dass eine quadratische Platte entsteht. Darauf die Hälfte vom Frischkäse verteilen, Lachsschinkenscheiben darüberlegen und das Fleisch zu einer Rolle aufrollen. Mit Kräutersalz würzen.
- Die Rolle in 6 Scheiben schneiden. Jede Scheibe mit 2 halben Schaschlik-Spießen fixieren. In einer beschichteten Pfanne das Öl erhitzen und die Spieße auf nicht zu hoher Temperatur anbraten. Sollten die Spieße zu viel Farbe bekommen, etwas Wasser angießen und mit geschlossenem Deckel gar ziehen lassen. Die so entstandene Flüssigkeit etwas nachwürzen und mit wenig Mondamin binden. Vor dem Servieren den restlichen Frischkäse unter die Sauce rühren.

▶ Das passt dazu
Kartoffelpüree und Gemüse.

Nährwerte pro Portion
260 kcal/ 44,3 g E/ 8 g F/ 3 g KH/ 0 g Ba/ 0 BE/
Lipaseeinheiten: 16 000

Tipp
Wenn Sie das handelsübliche Kräutersalz nicht vertragen, verwenden Sie eine selbst gemachte Mischung (S. 31). Und: Wenn die Lende etwas angefroren ist, lässt sie sich einfacher schneiden!

Chicorée-Auflauf mit Schinken
Eine komplette und bekömmliche Mahlzeit.

▶ Für 2 Portionen
Preisgünstig ⊙ 15 Min. + 55 Min. Garzeit
400 g Chicorée · 280 g Kartoffeln (geschält 250 g) · 1 EL Mehl · 1/8 l Milch (1,5 % Fett) · 30 g Gouda (gerieben, 45 % Fett i.Tr.) · 125 g gekochter Schinken · 1/8 l Fleischbrühe · Salz · Pfeffer · Muskat

- Chicorée der Länge nach halbieren, den festen Kern keilförmig herausschneiden und die Stauden waschen. Kartoffeln schälen und würfeln.
- Mehl mit etwas kalter Milch anrühren. Restliche Milch mit der Fleischbrühe erhitzen und mit dem Schneebesen das Mehlgemisch einrühren. 5 Min. kochen lassen. Mit Käse vermischen und mit Salz, Pfeffer und Muskat abschmecken.
- Kartoffelwürfel, Chicoréehälften und den Schinken lagenweise in eine Auflaufform füllen. Mit der Sauce übergießen und im Backofen bei 175 Grad 50 Min. garen.

Nährwerte pro Portion
340 kcal/ 23,4 g E/ 11 g F/ 36 g KH/ 4,5 g Ba/ 3 BE/
Lipaseeinheiten: 22 000

Tipp
Chicorée ist gut verträglich und kann als Rohkost oder gedünstet gegessen werden. Damit das Gemüse nicht zu bitter wird, die Staude längs halbieren und im unteren Drittel den weißen »Kern« herausschneiden. Zusätzlich kann man das Gemüse ein paar Minuten in Milchwasser einlegen, wenn man das Bittere nicht mag.

HAUPTGERICHTE

FISCHGERICHTE

Lachsfilet mit Spargel

Sehr fein, mit leckerer Zitronensauce.

▶ **Für 2 Portionen**
Gelingt leicht ⏱ **20 Min. + 25 Min. Garzeit**
1 unbehandelte Zitrone · ¼ Bund Petersilie · ¼ Bund Dill · 300 g Lachsfilet · Salz · 100 g grüner Spargel · 100 g weißer Bruch-Spargel · 100 g junge Möhren · 1 EL Stärkemehl · 2 EL Crème légère (20 % Fett)

- Die Zitrone waschen und mit einer feinen Reibe 1 Msp. Schale abreiben. Die Zitrone halbieren, 2 Scheiben für die Garnitur abschneiden und den Rest der Zitrone auspressen. Petersilie und Dill waschen und hacken.
- Lachs kalt abspülen, trocken tupfen und mit dem Zitronensaft beträufeln. Den Spargel putzen und schälen (den grünen nur im unteren Drittel), die Möhren putzen, ggf. schälen. Das Gemüse in 5 cm lange Stücke schneiden, dickere Möhren zuvor längs vierteln. In wenig Salzwasser in einem breiten Topf mit passendem Deckel das Gemüse bissfest kochen. Die so entstandene Gemüsebrühe bleibt im Topf.
- Fischfilet salzen und auf das Gemüse legen. Deckel schließen und Fisch bei niedriger Temperatur 5 Min. garziehen lassen, dann auf vorgewärmte Teller setzen. Das Gemüse mit einer Schaumkelle herausnehmen und neben den Fisch setzen.
- Das Stärkemehl mit kaltem Wasser anrühren und in den Fond geben, die Sauce kurz aufkochen lassen und mit Zitronenschale, Kräuter und Crème légère abschmecken. Bei Bedarf noch mit etwas Pfeffer und Salz würzen. Diese Sauce über den Fisch verteilen und mit einer Zitronenscheibe garnieren.

Nährwerte pro Portion
345 kcal/ 32,7 g E/ 19 g F/ 11 g KH/ 3,2 g Ba/ 0,5 BE/
Lipaseeinheiten: 38 000

Pangasiusfilet mit Tomatengemüse

Besonders lecker, wenn unsere heimischen Tomaten reif sind.

▶ **Für 2 Portionen**
Gelingt leicht ⏱ **20 Min. + 10 Min. Garzeit**
700 g Tomaten · 1 TL Öl · 15 g Mondamin · Salz · etwas Pfeffer · Oregano · Basilikum · etwas Zucker · 400 g Pangasiusfilet (Bio, tiefgekühlt) · Salz · 1 Zitrone

- Den Stielansatz der Tomaten herausschneiden, die Haut kreuzweise einritzen, kurz in kochendes Wasser legen, wieder herausnehmen und kalt abschrecken. Die Tomaten häuten, halbieren, die Kerne entfernen und das Fruchtfleisch in Streifen schneiden.
- Öl in einen Topf geben und erhitzen, darin die Tomaten andünsten und würzen. Mondamin mit etwas kaltem Wasser anrühren und in das kochende Gemüse einrühren.
- Das Fischfilet auftauen lassen und mit kaltem Wasser abwaschen. Mit Salz und Zitronensaft würzen. Das Fischfilet in einer beschichteten Pfanne leicht anbraten und mit ¼ Tasse Wasser ablöschen. Den Deckel schließen und bei schwacher Hitze 5 Min. dämpfen. Zusammen mit dem Tomatengemüse servieren.

▶ **Das passt dazu**
Salzkartoffeln.

Nährwerte pro Portion
200 kcal/ 24,3 g E/ 6 g F/ 12 g KH/ 2,7 g Ba/ 0,5 BE/
Lipaseeinheiten: 12 000

Tipp
Der Fettgehalt von Lachs kann stark variieren. In den Rezepten wurde ein mittlerer Gehalt von 13,6 g/100 g berechnet.

▶ Lachsfilet mit Spargel

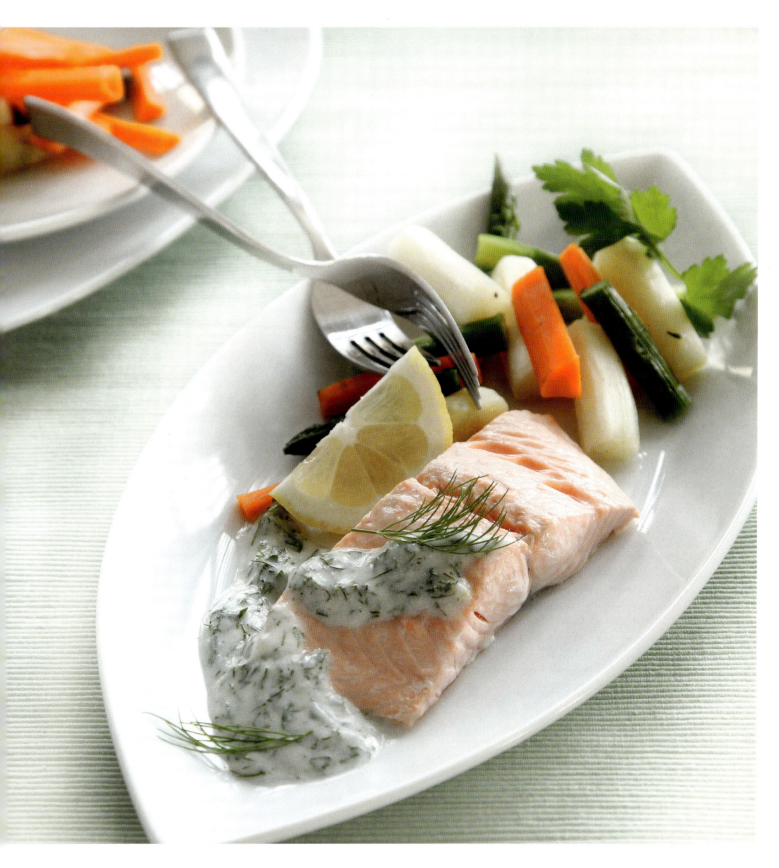

Fischgerichte

Hauptgerichte

Fischfilet mit Zucchini und Tomaten

Ein schnelles leicht verdauliches Mittagessen.

▶ **Für 2 Portionen**
Geht schnell
⏱ 5 Min. + 10 Min. Garzeit
250 g Fischfilet (z. B. Rotbarsch) · Salz · Zitronensaft · 1 Thymianzweig · 1 EL Olivenöl · 1 Zucchini (150 g) · 1 kleine Dose stückige Tomaten · 1 EL Basilikum

- Fischfilet waschen, trocken tupfen, mit Salz und Zitronensaft würzen und in Olivenöl in einer Pfanne mit dem Thymianzweig auf beiden Seiten 1 Min. schwach anbraten und wieder herausnehmen.
- Zucchini waschen, würfeln und in derselben Pfanne andünsten, dann mit den Tomaten ablöschen. Basilikum fein schneiden, dazugeben und evtl. noch mit Salz und wenig Pfeffer abschmecken. Den Fisch darauf legen, den Deckel schließen und 5 Min. bei kleiner Hitze fertig garen. Vor dem Servieren den Thymian entfernen.

▶ **Das passt dazu**
Geröstetes Weißbrot oder Salzkartoffeln.

Nährwerte pro Portion
185 kcal/ 21,3 g E/ 8 g F/ 5 g KH/ 2 g Ba/ 0 BE/
Lipaseeinheiten: 16 000

Lachs-Zucchini-Tagliatelle

Nicht nur ein Augenschmaus – schön mild und fruchtig.

▶ **Für 2 Portionen**
Gelingt leicht
⏱ 10 Min. + 15 Min. Garzeit
120 g grüne Tagliatelle · Salz · 300 g gelbe Zucchini · 250 g Lachsfilet · 20 g Butter · wenig Pfeffer · 1 TL Mehl · Saft einer ½ Zitrone · 100 ml frisch gepresster Orangensaft · etwas Muskat · 150 ml Gemüsebrühe · 50 ml Sojacreme · 1 Zweig frischer Dill

- Die Tagliatelle in kochendem Salzwasser bissfest kochen. Zucchini waschen und in Streifen schneiden. Das Lachsfilet würfeln, mit Salz und Pfeffer würzen. Butter in einer Pfanne erhitzen und den Lachs auf beiden Seiten braten, herausnehmen und warm stellen.
- In derselben Pfanne die Zucchinistreifen andünsten und mit Salz und Pfeffer würzen. Mehl darüberstäuben und mit dem Saft (Orange und Zitrone) ablöschen. Sojacreme dazugeben, Nudeln und Lachs dazugeben und vermengen. Mit gehacktem Dill bestreuen und in der Pfanne servieren.

▶ **Variante**
Würzen mit Kräutersalz (S. 31).

Nährwerte pro Portion
625 kcal/ 37,8 g E/ 29 g F/ 52 g KH/ 4,3 g Ba/ 4,5 BE/
Lipaseeinheiten: 58 000

Brokkoli-Kürbis-Fussili

Schnell zubereitet und richtig gut!

▶ **Für 2 Portionen**
Geht schnell
⏱ 5 Min. + 10 Min. Garzeit
150 g kleine Brokkoliröschen · 350 g Muskatkürbis (geschält und geputzt 250 g) · 2 TL Margarine · 50 ml Wasser oder Gemüsebrühe · 100 ml Milch (1,5 % Fett) · Salz · etwas mildes Currypulver · etwas gemahlener Koriander · 90 g Fussili

- Den Kürbis waschen, schälen und die Kerne entfernen. Das Kürbisfleisch in ca. 1 cm große Würfel schneiden. Die Margarine in einem Topf erhitzen, Brokkoli und Kürbiswürfel andünsten, mit Salz, Curry und Koriander würzen, mit der Flüssigkeit auffüllen und zugedeckt ca. 10 Min. garen.
- Die Nudeln in reichlich Salzwasser garen, in einem Sieb abtropfen und im Topf zugedeckt warm halten. Kürbisragout nochmals abschmecken und mit den Nudeln servieren.

▶ **Das passt dazu**
Endiviensalat mit Joghurtdressing.

Nährwerte pro Portion
325 kcal/ 13,5 g E/ 6 g F/ 53 g KH/ 8,1 g Ba/ 4,5 BE/
Lipaseeinheiten: 12 000

Bunter Gemüseauflauf

Zusammen mit Frühkartoffeln ein leckerer Schmaus.

▶ Für 2 Portionen
Braucht etwas mehr Zeit ⊙ 15 Min. + 25 Min. Garzeit
200 g Möhren · 100 g Zucchini · 100 g Fenchel · 100 g Kohlrabi · 15 g Butter · 1 EL Mehl · 100 ml Milch · Salz · Kümmelpulver · Piment · Muskat · 1 EL frische Petersilie (gehackt) · 50 g Toastbrot

- Das Gemüse waschen, Möhren und Kohlrabi schälen und in Scheiben schneiden. Vom Fenchel das Grüne abschneiden (als Garnitur aufheben), die Knolle halbieren, den Strunk keilförmig herausschneiden und den Fenchel in feine Streifen schneiden. Zucchini in Scheiben schneiden.
- Möhren, Kohlrabi und Fenchel in leicht gesalzenem Wasser kochen, die Zucchini 5 Min. später dazugeben. Das gegarte Gemüse mit einer Schaumkelle aus dem Sud heben und in einer Auflaufform verteilen. Toastbrot toasten, in Würfel schneiden und damit das Gemüse bedecken.
- In einem Topf die Butter erhitzen, das Mehl dazugeben und unter Rühren mit Milch ablöschen. 150 ml von der Gemüsebrühe dazugeben. Die Sauce aufkochen lassen mit den Gewürzen und der Petersilie abschmecken und über den Gemüseauflauf verteilen. Im vorgeheizten Ofen 10–12 Min. bei 180 Grad Umluft (200 Grad Ober-/Unterhitze) backen.

▶ **Das passt dazu**
Kurzgebratenes, z. B. Putenschnitzel oder Schweinerückensteak.

Nährwerte pro Portion
245 kcal/ 8,1 g E/ 10 g F/ 31 g KH/ 6,4 g Ba/ 2 BE/
Lipaseeinheiten: 20 000

Nudel-Eierstich mit Basilikumsauce

Ein einfaches, aber trotzdem raffiniertes Essen.

▶ Für 2 Portionen
Gelingt leicht ⊙ 10 Min. + 30 Min. Garzeit
90 g Fadennudeln · 4 Eier · 160 ml Milch (1,5 % Fett) · Salz · Muskat · 200 ml Gemüsebrühe · 1 EL Mehl · etwas Pfeffer · 1 TL Zitronensaft · 20 ml Kondensmilch (4 % Fett) · ½ Bund Basilikum · ¼ Bund Petersilie · ¼ Bund Rukola · 4 Blätter Minze

- Fadennudeln in reichlich Salzwasser bissfest kochen. Abschütten und mit kaltem Wasser abschrecken. Eier mit Milch, Salz und Muskat verrühren. Die Nudeln untermengen und diese Masse in eine verschließbare Form füllen und diese für 20 Min. in leicht kochendes Wasser stellen.
- Die Gemüsebrühe erhitzen, Mehl mit etwas kaltem Wasser glatt rühren, in die kochende Brühe rühren und 5 Min. kochen lassen. Die Sauce mit Kondensmilch, Zitronensaft und Salz abschmecken. Basilikum, Rukola, Minze und Petersilie waschen, trocken tupfen, die Blätter abzupfen, in den Mixer geben und glatt pürieren. Nach und nach die Sauce dazugeben und nochmals abschmecken.
- Die Form aus dem Wasserbad heben, Deckel öffnen, Eierstich mit einem Messer vom Rand lösen und auf einen Teller stürzen. Den Nudel-Eierstich mit der Sauce servieren.

▶ **Das passt dazu**
Lecker zu Blattsalat.

Nährwerte pro Portion
425 kcal/ 24,8 g E/ 16 g F/ 44 g KH/ 2,3 g Ba/ 3,5 BE/
Lipaseeinheiten: 32 000

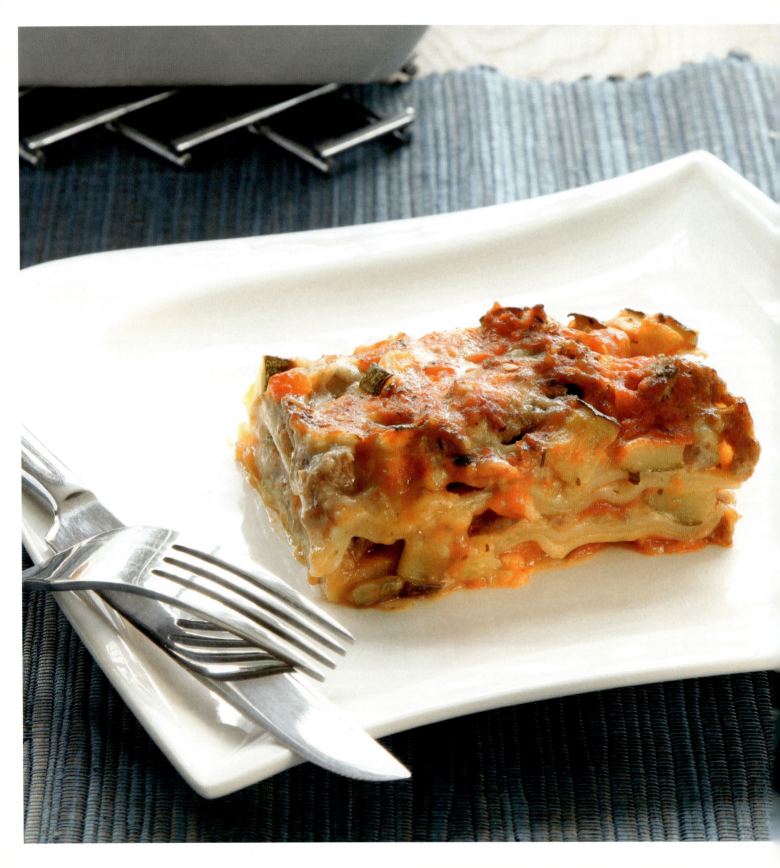

◀ Gemüselasagne GEMÜSE- UND NUDELGERICHTE

Gemüselasagne
Diese feine Lasagne kommt problemlos ohne Fleisch aus.

▶ **Für 2 Portionen**
Braucht etwas mehr Zeit ⊙ 20 Min. + 30 Min. Garzeit
150 g Möhren · 150 g Zucchini · 1 EL Olivenöl · 200 g Pizzatomaten · 200 ml Tomatensaft oder passierte Tomaten · 2 EL Tomatenmark · 1 EL Mehl · Salz · etwas flüssiger Süßstoff · 1 El frisch gehackte Kräuter wie Basilikum · Thymian · Oregano · 120 g Lasagneblätter · 50 g Mozzarella »light« · 50 g geriebener Gouda oder Edamer (40 % Fett i.Tr.)

- Möhren und Zucchini putzen, waschen und grob raspeln. Das Olivenöl leicht erhitzen, zuerst die Möhren ein paar Min. andünsten und dann die Zucchini kurz mitdünsten.
- Pizzatomaten, Tomatensaft und Tomatenmark zugeben, kurz aufkochen. Das Mehl mit etwas Wasser glatt rühren und langsam in die Gemüsesauce einrühren. Kräuter zugeben, Sauce nochmals kurz aufkochen lassen und mit Salz und nach Geschmack mit etwas Süßstoff abschmecken.
- Den Backofen auf 180 Grad Ober-/Unterhitze (Umluft 160 Grad) vorheizen. Eine eckige Auflaufform ausfetten. Den Boden mit Gemüsesauce bedecken, eine Schicht Lasagneblätter darauflegen. Wieder mit Sauce bedecken, die restlichen Nudelblätter darauflegen und die restliche Sauce darüber verteilen.
- Den Mozzarella in kleine Würfel schneiden und mit dem geriebenen Käse auf der Lasagne verteilen. Auf der unteren Schiene in den Backofen schieben. Etwa 20–25 Min. backen. Sollte der Käse zu schnell bräunen, die Form mit Alufolie oder Backpapier abdecken.

▶ **Das passt dazu**
Ein gemischter Blattsalat.

▶ **Variante**
Die Gemüsesorten können je nach Geschmack und Jahreszeit variiert werden.

Nährwerte pro Portion
470 kcal/ 23,3 g E/ 16 g F/ 59 g KH/ 6,7 g Ba/ 4 BE/
Lipaseeinheiten: 32 000

Kohlrabi mit Hirsefüllung
Etwas aufwendig, aber sehr lecker und gut vorzubereiten.

▶ **Für 2 Portionen**
Gelingt leicht ⊙ 20 Min. + 45 Min. Garzeit
2 Kohlrabi (400 g) · 60 g Hirse · 180 ml Gemüsebrühe (S. 30) · 1 kleine Möhre · 2 TL Rapsöl · 40 g Erbsen (tiefgekühlt) · Salz · etwas Pfeffer · Muskat · Kerbel · 50 g geriebener Edamer (40 % Fett i.Tr.) · 50 ml Milch (1,5 % Fett) · 1 EL Mehl · 1 EL saure Sahne · 1 EL gehackte Petersilie

- Die Kohlrabi schälen und waschen, die zarteren Blättchen beiseitelegen. Kohlrabi quer halbieren und in ca. 250 ml Salzwasser knapp gar kochen. Flüssigkeit aufheben.
- Die Hirse in der Gemüsebrühe ca. 20 Min. garen. Die Möhre schälen, fein würfeln, im Öl andünsten, Erbsen zugeben, etwas Wasser angießen, würzen und ca. 5 Min. weiterdünsten. Die Kohlrabihälften aushöhlen, das Innere würfeln und mit dem Gemüse und der Hirse gut vermischen. Mit den Gewürzen und dem Kerbel abschmecken. Die zarten Blättchen fein hacken und untermischen.
- Den Backofen auf 180 Grad Umluft (Ober-/Unterhitze 200 Grad) vorheizen. Die Kohlrabi in eine gefettete Auflaufform setzen, mit der Hirsemasse füllen und den Käse darüberstreuen. 100 ml des Kochwassers beiseite stellen, den Rest in die Auflaufform gießen. Abgedeckt im Backofen 15–20 Min. garen.
- Für die Sauce das Mehl mit etwas Milch anrühren. Das Kochwasser und die restliche Milch zum Kochen bringen. Das angerührte Mehl einlaufen lassen und die Sauce bei kleiner Hitze 2–3 Min. kochen lassen. Nochmals abschmecken und die saure Sahne unterrühren, dann nicht mehr kochen lassen. Die gefüllten Kohlrabi mit der Sauce anrichten und mit Petersilie bestreuen.

▶ **Das passt dazu**
Kleine Pellkartoffeln und Blattsalat.

Nährwerte pro Portion
355 kcal/ 16,1 g E/ 15 g F/ 38 g KH/ 6,3 g Ba/ 2 BE/
Lipaseeinheiten: 30 000

HAUPTGERICHTE

NUDELGERICHTE

Teigtaschen mit Spinat

Herrliche Täschchen, in Butter geschwenkt und mit Parmesan bestreut.

▶ **Für 4 Portionen (ca. 40 Stück)**
Braucht etwas mehr Zeit ⊙ **40 Min. + 10 Min. Garzeit**
Für die Füllung: 1 TL Öl · 250 g tiefgekühlter Spinat (gehackt) · 50 ml Gemüsebrühe (S. 30) · 30 g Semmelbrösel · 1 Ei · 1 EL Milch · Salz · etwas Pfeffer · Muskat · 1 Packung tiefgekühlte Wan-Tan-Teigblätter für Suppe aus dem Asia-Laden (250 g, ca. 40 Stück)
Für die Schmelze: 40 g Halbfettbutter · 20 g frisch geriebener Parmesan · ¼ Bund Petersilie

- Öl im Topf erhitzen. Spinat dazugeben und leicht anschwitzen. Die Gemüsebrühe angießen und zugedeckt weich dünsten. In eine Schüssel umfüllen und abkühlen lassen.
- Alle weiteren Zutaten dazugeben und gut miteinander verrühren. Diese Masse teelöffelweise auf die Wan-Tan-Blätter setzen, die Ränder mit Wasser bestreichen und wie Ravioli oder Tortellini oder Säckchen zusammenklappen und festdrücken.
- Die Taschen in Salzwasser 5 Min. ziehen lassen. Mit der Schaumkelle herausnehmen und abtropfen lassen. In einer Pfanne die Butter erhitzen, die gefüllten Teigtaschen darin schwenken und evtl. nachsalzen. Petersilie waschen und hacken, mit dem Parmesan über die Teigtaschen streuen und gleich servieren.

▶ **Variante**
Die Teigtaschen eignen sich auch als Suppeneinlage.

Nährwerte pro Portion
212 kcal/ 11,7 g E/ 5,2 g F/ 40 g KH/ 1,7 g Ba/ 4 BE/ **Lipaseeinheiten:** 10 000

Verlorene Eier auf Blattspinat

Die Kombination aus Ei und Spinat ist einfach köstlich.

▶ **Für 2 Portionen**
Preisgünstig ⊙ **10 Min. + 15 Min. Garzeit**
450 g tiefgekühlter Blattspinat · 100 ml Milch (1,5 % Fett) · 100 ml Gemüsebrühe · 1 TL Mehl · Salz · wenig Pfeffer · Muskat · Essig · 4 Eier · 20 g Reibekäse (16 % Fett absolut)

- Blattspinat auftauen lassen. Auftauwasser weggießen. Milch mit der Gemüsebrühe in einen Topf geben und zum Kochen bringen. Mehl mit etwas kaltem Wasser glatt rühren und mit dem Schneebesen in das Milch-Wasser-Gemisch einlaufen lassen. So lange rühren, bis die Masse kocht und dicklich geworden ist. Den leicht ausgedrückten Blattspinat hinzufügen und mit dem Kochlöffel 5 Min. bei kleiner Hitze weiterrühren. Mit Salz, Pfeffer und Muskat würzen.
- In einem anderen Topf Wasser mit Salz und Essig erhitzen. Wenn das Wasser kocht, die Eier einzeln in eine Tasse schlagen und vorsichtig in das Wasser gleiten lassen. Nach 3 ½ Min. leichtem Köcheln sind die Eier wachsweich und können mit einer Schaumkelle aus dem Essigwasser genommen werden. Sofort kurz mit kaltem Wasser abspülen und auf den Spinat setzen. Mit Reibekäse bestreuen und gleich servieren.

▶ **Das passt dazu**
Besonders lecker mit Salzkartoffeln.

Nährwerte pro Portion
220 kcal/ 19,2 g E/ 10 g F/ 12 g KH/ 4,7 g Ba/ 0,5 BE/ **Lipaseeinheiten:** 20 000

▶ Teigtaschen mit Spinat

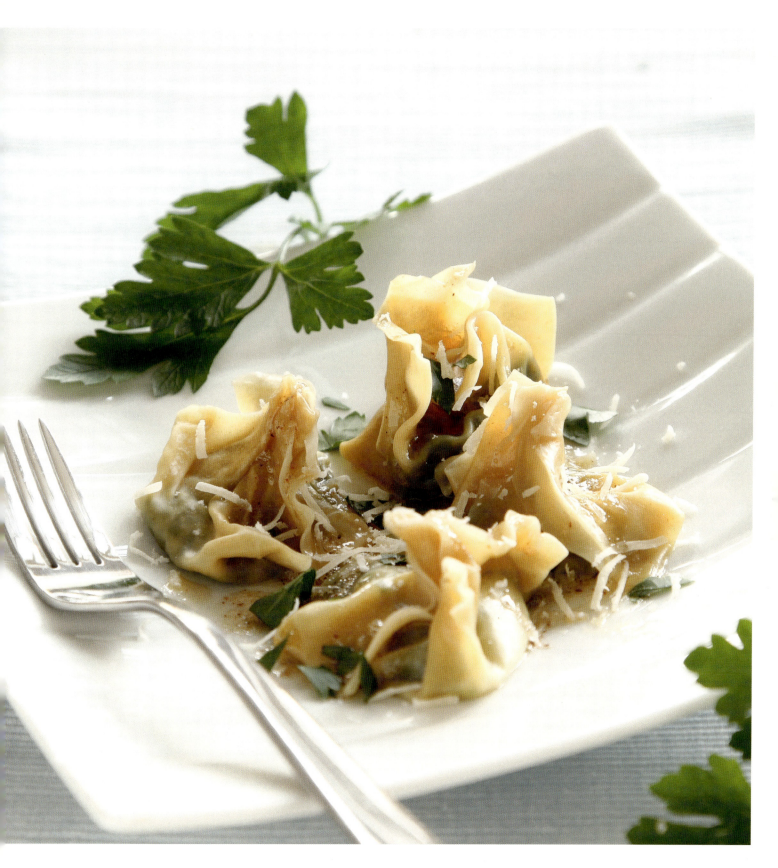

GEMÜSEGERICHTE

▶ Kartoffel-Thymian-Knödel mit Mangold

Kartoffel-Thymian-Knödel mit Mangold

Etwas aufwendig, aber gut geeignet zum Einfrieren – deshalb am besten gleich mehr zubereiten.

▶ **Für 4 Portionen**
Preisgünstig ⊙ **20 Min. + 50 Min. Garzeit**
500 g mehlig kochende Kartoffeln · 1 kg Mangold · Salz · 2 Eigelb · 100 g Mehl · 2–3 TL frischer oder getrockneter Thymian · Muskat · Schabzigerklee · etwas Pfeffer · 1 EL Margarine · 200 ml Wasser oder Gemüsebrühe · 150 g Doppelrahmfrischkäse

- Die Kartoffeln schälen und in Salzwasser garen. Das Wasser abgießen und die Kartoffeln gut ausdampfen lassen. Anschließend durch eine Kartoffel- oder Spätzlepresse drücken und etwas abkühlen lassen.
- Den Mangold putzen und waschen, die Stiele von den Blättern trennen. Beides in ca. 1–2 cm breite Streifen schneiden. In einem großen Topf Salzwasser zum Kochen bringen.
- Eigelb, Mehl, Thymian und Gewürze zu den Kartoffeln geben und alles gut verkneten. Aus der Masse 8 Knödel formen und im Salzwasser 15 Min. garziehen lassen.
- In einem Topf die Margarine erhitzen, die Mangoldstiele darin andünsten, etwas Wasser oder Gemüsebrühe zugeben und 5 Min. garen. Dann die Blätter zugeben, würzen, restliche Flüssigkeit zugeben und noch 10 Min. garen. Den Frischkäse unterrühren und nochmals abschmecken.

▶ **Variante**
Kräuter und Gewürze für die Knödel und das Gemüse lassen sich beliebig variieren. Die Knödel passen auch sehr gut zu Fleischgerichten. Der Sauce kann Milch hinzugefügt und das Gemüse mit Mehl oder Speisestärke gebunden werden. Beides müssen Sie gegebenenfalls berechnen.

Nährwerte pro Portion
290 kcal/ 12,3 g E/ 9 g F/ 39 g KH/ 4,1 g Ba/ 3,5 BE/
Lipaseeinheiten: 18 000

Rote-Bete-Rösti mit Sauerrahmdip

Ein leckeres vegetarisches Winteressen.

▶ **Für 2 Portionen**
Preisgünstig ⊙ **10 Min. + 15 Min. Garzeit**
Für den Dip: 40 g saure Sahne (10 % Fett) · 40 g Naturjoghurt (1,5 % Fett) · 100 g Apfel · Salz · etwas flüssiger Süßstoff
Für die Rösti: 150 g frische Rote Bete · 250 g Kartoffeln (vorwiegend festkochend) · Salz · 1 Pr. Kreuzkümmel (Cumin), gemahlen · 1 Ei · 1 EL Rapsöl

- Für den Dip die saure Sahne und den Joghurt gut verrühren. Den Apfel waschen, schälen, vierteln, Kerngehäuse entfernen und fein reiben. Wenn rohe Äpfel nicht vertragen werden, kann der geraspelte Apfel kurz in der Mikrowelle gegart werden. Apfelraspel unter die Joghurtmasse rühren und mit Salz und etwas Süßstoff abschmecken. Kühl stellen.
- Rote Bete und Kartoffeln schälen, waschen und grob raspeln. Mit Salz und Kreuzkümmel würzen und zum Schluss das Ei unterrühren. In einer beschichteten Pfanne das Öl leicht erhitzen, mit einem Esslöffel kleine Teigportionen in die Pfanne geben, etwas flach drücken und Rösti bei kleiner Hitze langsam braten. Zwischendurch wenden.
- Die Rösti dürfen nur ganz leicht gebräunt sein. Um überschüssiges Bratfett zu entfernen, die fertigen Rösti kurz auf Küchenkrepp legen. Die Rösti auf Tellern zusammen mit dem Dip anrichten und servieren.

▶ **Das passt dazu**
Feldsalat.

▶ **Variante**
Als Ersatz für frische rote Bete können Sie auch gegarte, vakuumverpackte verwenden.

Nährwerte pro Portion
250 kcal/ 7,6 g E/ 11 g F/ 29 g KH/ 3,5 g Ba/ 2,5 BE/
Lipaseeinheiten: 22 000

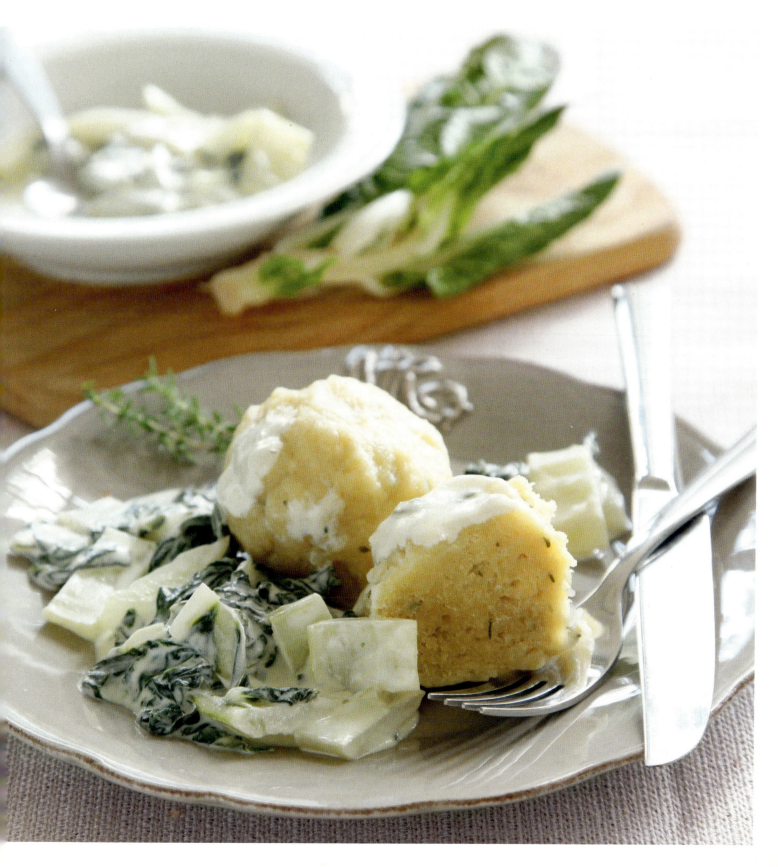

HAUPTGERICHTE

GEMÜSEGERICHTE

Chinesischer Gemüsewok

Ein schönes, schnelles Gericht für Gäste.

▶ **Für 2 Portionen**
Gelingt leicht ⏱ **25 Min. + 20 Min. Garzeit**
150 g Tofu · 40 ml milde Sojasauce · 200 g Staudensellerie · 100 g Möhren · 100 g Zucchini · 100 g Zuckerschoten · 100 g frische Sojasprossen (alternativ aus der Dose) · 50 g Bambussprossen (aus der Dose) · 1 EL Sesamöl · 250 ml Gemüsebrühe (S. 30) · Salz · etwas Pfeffer

- Den Tofu in ca. 1 cm große Würfel schneiden und in der Sojasauce mindestens 15 Min. marinieren.
- Das Gemüse putzen und waschen, von der Staudensellerie möglichst die zarten Stängel verwenden, von den Zuckerschoten die Enden knapp abschneiden. Möhren, Zucchini und Staudensellerie in schmale, ca. 3 cm lange Streifen schneiden. Keimlinge und Sprossen abtropfen lassen.
- Sesamöl in einem Wok oder ersatzweise in einer großen, beschichteten Pfanne erhitzen, zuerst Möhren und Sellerie ca. 5 Min. dünsten, restliches Gemüse zugeben und weitere 10 Min. dünsten, dabei die Brühe, Salz und Pfeffer zugeben.
- Die Tofuwürfel mit der Marinade zugeben und das Ganze noch ca. 5 Min. köcheln lassen, nochmals abschmecken. Als Garnitur eignen sich die klein gehackten, zarten Sellerieblättchen.

▶ **Das passt dazu**
Chinesische Glas- oder Reisnudeln und ein Chinakohlsalat. Zum Servieren können die gekochten Nudeln auch gleich unter das Gemüse gemischt werden.

▶ **Variante**
Anstelle der Tofuwürfel eignen sich auch sehr gut marinierte Hähnchenbruststreifen.

Nährwerte pro Portion
265 kcal / 20,7 g E / 12 g F / 16 g KH / 9 g Ba / 0 BE / **Lipaseeinheiten:** 24 000

Gefüllte Kartoffeln

Raffiniert – mit Kräuter-Joghurt-Sauce.

▶ **Für 2 Portionen**
Gut vorzubereiten ⏱ **15 Min. + 40 Min Garzeit**
125 g tiefgekühlter Blattspinat · 2 große Kartoffeln (vorwiegend fest kochend, je ca. 250 g) · ½ TL Kümmel · 20 g Champignons · 1 EL Rapsöl · Salz · Muskat · 100 ml Gemüsebrühe (S. 30) · 50 g Gouda oder Edamer, gerieben (30 % Fett, i.Tr.) · etwas Margarine für die Form · 150 g Naturjoghurt (1,5 % Fett) · 2 EL saure Sahne · 2–3 EL gehackte Kräuter (Petersilie, Dill, Basilikum, Kerbel) · gemahlener Kümmel

- Den Spinat auftauen lassen. Die Kartoffeln waschen und in Salzwasser mit dem Kümmel gar kochen, pellen, der Länge nach halbieren und aushöhlen, sodass ein etwa 1 cm dicker Rand bleibt. Das Innere der Kartoffel zerdrücken. Den Backofen auf 180 Grad Ober-/Unterhitze (Umluft 160 Grad) vorheizen.
- Den Spinat im Öl andünsten, die Champignons in Scheiben schneiden, zugeben und mitdünsten, bis die Flüssigkeit fast verdampft ist. Mit Salz und Muskat abschmecken. Die Masse zum Kartoffelpüree geben und alles gut vermischen. Nochmals abschmecken.
- Eine Auflaufform mit Margarine ausfetten, die Kartoffelhälften hineinsetzen und mit der Spinat-Kartoffel-Masse füllen. Mit dem geriebenen Käse bestreuen, die Gemüsebrühe angießen, auf der mittleren Schiene in den Ofen schieben und 12–15 Min. goldgelb backen.
- Für die Sauce Joghurt, saure Sahne und Kräuter verrühren, mit Salz und eventuell etwas Kümmel abschmecken.

▶ **Das passt dazu**
Tomaten- oder Möhrensalat.

Nährwerte pro Portion
355 kcal / 16,7 g E / 12 g F / 41 g KH / 4,6 g Ba / 4 BE / **Lipaseeinheiten:** 24 000

GEMÜSE- UND NUDELGERICHTE

Fenchel-Tomaten-Topf mit Pinienkernen

Ein leichtes, sommerliches Gericht mit wenig Aufwand.

▶ **Für 2 Portionen**
Gelingt leicht ⊙ **20 Min. + 20 Min. Garzeit**

2 kleine Fenchelknollen (400 g) · 1 EL Olivenöl · 100 ml Gemüsebrühe (S. 30) · 200 g feste Tomaten · 2 TL gehackte Kräuter (Rosmarin, Thymian, Oregano) · Salz · etwas gemahlener Pfeffer · 1 EL Pinienkerne (10 g) · 100 g geriebener Edamer (30 % Fett i.Tr.)

- Die Fenchelknollen waschen, die Stiele abschneiden und das Fenchelgrün beiseitelegen. Die Knollen vierteln und den harten Strunk keilförmig herausschneiden.
- Das Öl in einem breiten Topf erhitzen, die Knollen darin andünsten und mit der Gemüsebrühe auffüllen. Mit etwas Salz würzen und zugedeckt 15–20 Min. garen. Die Tomaten waschen, die Stielansätze herausschneiden und die Tomaten achteln. Das Fenchelgrün fein hacken. Die Pinienkerne in einer Pfanne ohne Fett ganz leicht anrösten.
- Die Tomaten und die Kräuter zu dem Fenchel geben, noch etwa 5 Min. durchziehen lassen. Nochmals mit Salz und Pfeffer abschmecken. Pinienkerne und geriebenen Käse darüberstreuen und servieren.

▶ **Das passt dazu**
Kleine Pellkartoffeln oder auch Risotto und ein grüner Salat.

Nährwerte pro Portion
265 kcal/ 19,1 g E/ 17 g F/ 7 g KH/ 8,1 g Ba/ 0 BE/
Lipaseeinheiten: 34 000

Gemüse-Reis-Pfanne

Ein schnelles Gericht dank tiefgekühltem Gemüse.

▶ **Für 2 Portionen**
Preisgünstig ⊙ **10 Min. + 15 Min. Garzeit**

150 g Möhren · 150 g Pastinaken oder Petersilienwurzeln · 80 g tiefgekühlte Erbsen oder 65 g tiefgekühlter Mais (bzw. Mais aus der Dose) · 1 EL Rapsöl · 300 ml Gemüsebrühe (S. 30) · 120 g Basmatireis · Salz · etwas Pfeffer · Paprika · edelsüß oder mildes Currypulver · 1 EL gehackte Petersilie

- Möhren und Pastinaken putzen, waschen und in ca. 1 cm breite und 3 cm lange Streifen schneiden. Erbsen oder Mais auftauen oder abtropfen lassen. Das Öl in einer großen Pfanne erhitzen, Möhren und Pastinaken darin leicht andünsten. Erbsen oder Mais und den Reis zugeben, Gemüsebrühe hinzufügen und mit Salz, Pfeffer, Paprika oder Curry würzen.
- Zugedeckt bei milder Hitze ca. 10–15 Min. garen. Sollte es nötig sein, noch etwas Brühe oder Wasser dazugeben. Die Reispfanne nochmals abschmecken und mit Petersilie bestreut servieren.

▶ **Das passt dazu**
Etwas geriebener Käse und ein Salat der Saison.

▶ **Variante**
Für Nichtvegetarier lässt sich durch Zugabe von ca. 100 g, in etwas Rapsöl angedünstetem, Rinderhackfleisch pro Portion eine komplette Mahlzeit zubereiten.

Nährwerte pro Portion
325 kcal/ 8,9 g E/ 6 g F/ 57 g KH/ 6,8 g Ba/ 4,5 BE/
Lipaseeinheiten: 12 000

BEILAGEN

Sesamkartoffeln

Eine schöne Alternative zu herkömmlichen Kartoffeln.

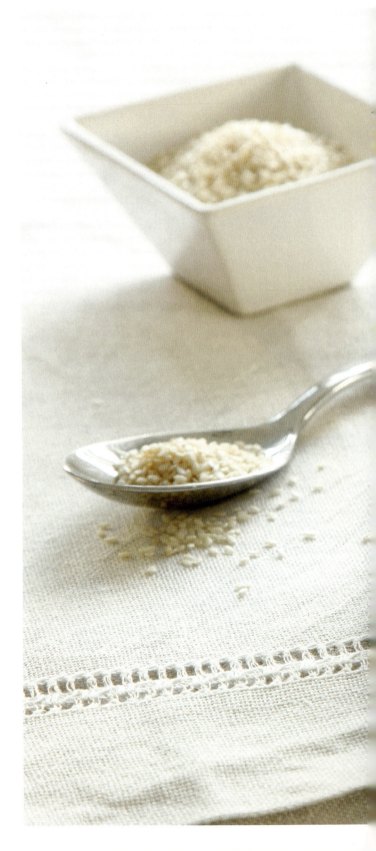

▶ **Für 2 Portionen**
Preisgünstig ⊙ **5 Min. + 20 – 30 Min. Backzeit**
400 g Kartoffeln · 2 TL Sesamöl oder Rapsöl · 1 EL Sesam · Salz · etwas Pfeffer · Backpapier

- Backofen auf 175 Grad (Umluft 160 Grad) vorheizen. Ein Backblech mit Backpapier auslegen. Kartoffeln gründlich waschen und längs halbieren (nicht schälen).
- Das Backblech mit Backpapier auslegen. Das Papier mit einem Pinsel einölen. Sesam, Salz und Pfeffer darauf verteilen. Nun mit der Schnittfläche die Kartoffeln auf das Backblech legen. Die Kartoffeln je nach Größe 20 – 30 Min. im Backofen garen.

▶ **Das passt dazu**
Lecker schmeckt dazu ein Kräuterquark.

▶ **Variante**
Lecker sind die Kartoffeln auch mit einer Mischung aus Oregano, Basilikum, Thymian, Rosmarin, Majoran und Salbei.

Nährwerte pro Portion
225 kcal/ 5,6 g E/ 8 g F/ 32 g KH/ 3,3 g Ba/ 3 BE/
Lipaseeinheiten: 16 000

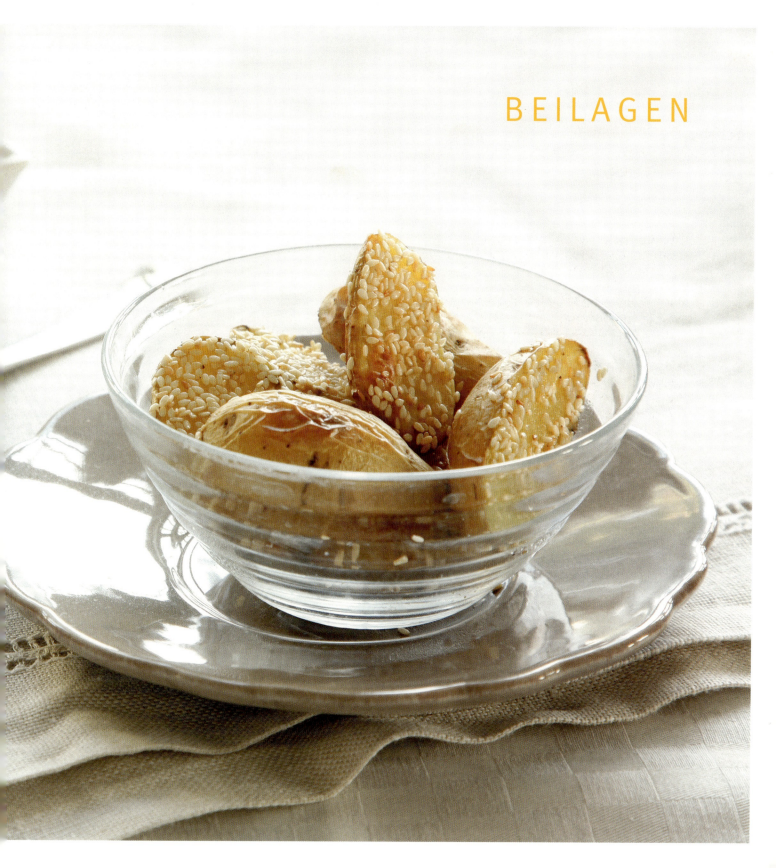

BEILAGEN

KARTOFFELBEILAGEN

Kartoffeltaler

Etwas aufwändig, aber ein sehr leckeres und vielseitiges Rezept.

▶ **Für 12 kleine Taler**
Braucht etwas mehr Zeit ⏱ **10 Min. + 40 Min. Gar- und Backzeit**
400 g mehlige Kartoffeln · 50 g Mehl · 1½ TL Backpulver · 25 g geriebener Gouda oder Edamer (40% Fett i.Tr.) · 1 EL Petersilie oder Kresse (hackt) · ½ TL Salz · 1 Pr. Muskatnuss · 1 Ei

- Die Kartoffeln kochen, pellen und durch eine Kartoffelpresse drücken. Ersatzweise mit einem Kartoffelstampfer gut zerdrücken. Den Backofen auf 200 Grad Ober-/Unterhitze (Umluft 180 Grad) vorheizen.
- Die Kartoffelmasse mit den restlichen Zutaten gut verkneten. Mit einem nassen Esslöffel 12 Taler auf ein mit Backpapier ausgelegtes Backblech setzen, glatt streichen und im Ofen ca. 20 Min. goldgelb backen.

▶ **Variante**
Die Taler passen zu gedünstetem Gemüse oder Salat mit Tomatensauce oder Quarkdip. Sie schmecken auch kalt gut, z.B. zum Abendessen oder zum Picknick mit Cocktailtomaten und Quarkdip.

Nährwerte pro Taler
50 kcal/ 2,1 g E/ 1 g F/ 8 g KH/ 0,8 g Ba/ 0,5 BE/
Lipaseeinheiten: 2000

Kartoffelbuletten

Eine raffinierte Beilage, mit Salat auch ein schönes Hauptgericht.

▶ **Für 2 Portionen**
Preisgünstig
⏱ **10 Min. + 25 Min. Garzeit**
400 g Kartoffeln (geschält ca. 350 g) · 1 TL Salz · Muskat · Schabzigerklee · 2 TL gemischte Kräuter (gehackt) · 60 g Wacholderschinken · 20 g Reibekäse (fettreduziert) · 1 TL Öl

- Kartoffeln schälen und in Salzwasser gar kochen. Wasser abschütten und die restliche Flüssigkeit abdampfen lassen. Mit einem Kartoffelstampfer zerdrücken.
- Die Kartoffelmasse mit Gewürzen und Kräutern würzen. Ein Portionierring mit Schinkenstreifen auslegen, dann die Masse einfüllen und so 4 Buletten formen. Mit Reibekäse bestreuen und in der mit Öl ausgepinselten Pfanne nur auf einer Seite bei mittlerer Hitze mit Deckel 4 Min. leicht anbraten.

Nährwerte pro Portion
270 kcal/ 13,2 g E/ 6 g F/ 38 g KH/ 3,1 g Ba/ 3 BE/
Lipaseeinheiten: 12 000

Kartoffel-Sellerie-Püree

Schnell, einfach und gut verträglich.

▶ **Für 2 Portionen**
Preisgünstig
⏱ **10 Min. + 20 Min. Garzeit**
200 g Knollensellerie · 125 ml Gemüsebrühe · 200 g Kartoffeln (geschält ca. 180 g) · 1 TL Zitronensaft · Salz · wenig Pfeffer · 1 EL Sahne

- Sellerie putzen, würfeln und mit 1 TL Zitronensaft beträufeln. In der Gemüsebrühe 20 Min. garen. Kartoffeln schälen und in Salzwasser kochen. Nach 20 Min., wenn die Kartoffeln weich sind, das Wasser abschütten und die Salzkartoffeln mit einem Kartoffelstampfer zerdrücken. Sellerie mit der Garflüssigkeit, der Sahne, dem Salz und dem Pfeffer pürieren und mit der Kartoffelmasse mischen.

▶ **Das passt dazu**
Fischfilet oder Rinderbraten und Schweinelenden-Medaillon.

Nährwerte pro Portion
114 kcal/ 3,3 g E/ 3 g F/ 17 g KH/ 4,6 g Ba/ 1,5 BE/
Lipaseeinheiten: 6000

KARTOFFELBEILAGEN

BEILAGEN

Herzoginkartoffeln

Wenn Sie Gäste erwarten, genau die richtige Beilage.

▶ Für 2 Portionen
Braucht etwas mehr Zeit
⏱ 15 Min. + 30 Min. Garzeit
350 g Kartoffeln (geschält ca. 300 g) · 1 Eigelb · 1 TL Butter · Salz · Muskat · Backpapier

- Die Kartoffeln waschen, schälen, vierteln und in Salzwasser weich kochen. Wasser abschütten und die Kartoffeln mit einem Kartoffelstampfer stampfen. Mit Butter, Eigelb Salz, Muskat vermengen.
- Die Kartoffelmasse in einen Spritzbeutel füllen und Tupfer auf ein mit Backpapier ausgelegtes Backblech spritzen. Im vorgeheiztem Backofen 8 – 10 Min. bei 175 Grad Umluft (190 Grad Ober-/Unterhitze) backen.

Nährwerte pro Portion
195 kcal/ 4,9 g E/ 7 g F/ 26 g KH/ 2,1 g Ba/ 2 BE/
Lipaseeinheiten: 14 000

Semmelknödel

Zur Resteverwertung trockener Brötchen bestens geeignet!

▶ Für 2 Portionen (als Hauptgericht) oder für 4 Portionen (als Beilage)
Preisgünstig
⏱ 20 Min. + 20 Min. Garzeit
4 altbackene Brötchen · Salz · Muskatnuss · 1 EL Petersilie (getrocknet) · 200 – 250 ml warme Milch (1,5 % Fett) · 1 Ei

- Die Brötchen in ganz dünne Scheiben schneiden, in eine Schüssel füllen und Salz, Pfeffer, Muskatnuss, Petersilie und 200 ml heiße Milch dazugeben. Mit den Händen verkneten, dann das Ei untermengen. Der Teig sollte die Konsistenz einer Hackfleischmasse haben. Ist er zu fest, noch etwas Milch dazugeben (ein lockerer Kloß ist leichter verdaulich).
- Mit angefeuchteten Händen 4 Knödel aus dem Teig formen und in kochendes Salzwasser geben. Die Hitzezufuhr reduzieren und die Knödel 20 Min. garziehen lassen.

Nährwerte pro Portion (als Hauptgericht)
380 kcal/ 17,6 g E/ 6 g F/ 62 g KH/ 3,7 g Ba/ 4,5 BE

Nährwerte pro Portion (als Beilage)
190 kcal/ 8,8 g E/ 3 g F/ 31 g KH/ 1,9 g Ba/ 2,25 BE/
Lipaseeinheiten: 6000

Fadennudelkuchen

Eine feine Beilage, aber auch ein abwechslungsreiches Abendessen.

▶ Für 2 Portionen
Preisgünstig
⏱ 5 Min. + 25 Min. Garzeit
125 g Fadennudeln · Salz · 2 Eier · 100 ml Milch (1,5 % Fett) · Kräutersalz (S. 31) · 50 g Schinkenwürfel mager (mild geräuchert, 2 % Fett) · 1 TL Öl

- Fadennudeln in Salzwasser bissfest kochen. Milch, Eier und Kräutersalz gut verrühren. In einer beschichteten Pfanne die Schinkenwürfel bei geringer Hitze anbraten.
- Die abgetropften Nudeln dazugeben und die Eiermilch darüberschütten. Gleich den Deckel schließen und bei geringer Wärmezufuhr 20 Min. stocken lassen. Den Nudelkuchen auf ein Brett stürzen und in 8 Stücke schneiden.

▶ Das passt dazu
Mit Tomatensauce und Salat ein Hauptgericht.

Nährwerte pro Portion
360 kcal/ 20,8 g E/ 9 g F/ 48 g KH/ 2,1 g Ba/ 4,5 BE/
Lipaseeinheiten: 18 000

Tipp
Bei doppelter Menge empfiehlt es sich, den Fadennudelkuchen im Backofen in einer Auflaufform stocken zu lassen (140 Grad).

RATATOUILLE, SPÄTZLE

BEILAGEN

Ratatouille
Natürlich ohne Paprika, Zwiebeln und Knoblauch, trotzdem lecker!

▶ **Für 2 Portionen**
Gelingt leicht ⊙ **15 Min. + 15 Min. Garzeit**
½ Fenchelknolle · 1 kleine Aubergine · etwas Zitronensaft · 1 mittelgroße Zucchini · 3 Tomaten · 1 TL Olivenöl · Salz · etwas Pfeffer · Oregano · Thymian

- Fenchel waschen, das grüne Kraut entfernen und Knolle längs halbieren. Strunk keilförmig herausschneiden. Mit der Schnittfläche auf ein Brett legen und in feine Streifen schneiden.
- Die Aubergine schälen, in Würfel schneiden und mit etwas Zitronensaft beträufeln. Zucchini waschen und in Würfel schneiden.
- Den Tomaten-Stielansatz aus den Tomaten schneiden und die Haut einritzen. Für 10 Sekunden in kochendes Wasser legen, kalt abschrecken und die Haut abziehen. Tomaten längs halbieren, mit einem Löffel entkernen und das Fruchtfleisch in Streifen schneiden.
- In einer Pfanne das Olivenöl erhitzen und den Fenchel dazugeben. Leicht andünsten, mit 3 EL Wasser ablöschen und den Deckel schließen. 5 Min. bei geringer Wärmezufuhr dämpfen. Die Auberginen und Zucchiniwürfel dazugeben und mit Salz, Pfeffer, Oregano und Thymian würzen.
- Unter ständigem Rühren 3 Min. bei mittlerer Hitze leicht anbraten. Zum Schluss die Tomatenstreifen unterheben, den Deckel wieder auf die Pfanne setzen und die Herdplatte ausschalten. Noch 5 Min. garziehen lassen.

▶ **Das passt dazu**
Ratatouille schmeckt mit Ciabatta und einem kleinen Putenschnitzel oder als Gemüsebeilage.

Nährwerte pro Portion
60 kcal/ 2,8 g E/ 3 g F/ 5 g KH/ 3 g Ba/ 0 BE/
Lipaseeinheiten: 6000

Selbstgeschabte Spätzle
Viel besser als die gekauften aus der Tüte!

▶ **Für 2 Portionen**
Preisgünstig ⊙ **15 Min. + 5 Min. Garzeit**
150 g Mehl · 2 Eier · Salz · Muskat · etwas Mineralwasser · 1 TL Butter; ansonsten: Schüssel mit Griff; Teigkarte, die die gleiche Rundung wie die Schüssel hat

- Mehl, je 1 Prise Salz und Muskat in die Schüssel füllen, in die Mitte eine Mulde drücken und die Eier hineingeben. Auf kleiner Stufe mit den Knethaken des Handrührgeräts innen beginnend das Ei mit dem Mehl vermischen. Etwas Mineralwasser dazugeben, dann auf Höchststufe den Teig 5 Min. kräftig schlagen, bis er Blasen wirft.
- Einen großen Topf mit Salzwasser zum Kochen bringen. Daneben eine Schüssel mit kaltem Wasser stellen. Nun beginnt das Schaben: Die Schüssel schräg über das siedende Wasser halten und mit dem befeuchteten Teigschaber kleine Portionsstreifen direkt ins Wasser schaben.
- Wenn eine Portion im Wasser köchelt, das Schaben unterbrechen und warten, bis alle Spätzle an der Wasseroberfläche schwimmen. Dann mit der Schaumkelle die Spätzle aus dem Wasser kurz in das kalte Wasser geben, anschließend in einem Sieb abtropfen lassen und auf diese Weise den ganzen Teig verarbeiten.
- Kurz vor dem Anrichten die Spätzle in einer beschichteten Pfanne mit der Butter erwärmen, dabei öfter wenden.

Nährwerte pro Portion
380 kcal/ 14,7 g E/ 10 g F/ 55 g KH/ 2,1 g Ba/ 5 BE/
Lipaseeinheiten: 20 000

TIPP
Das Spätzleschaben bedarf etwas Übung – deshalb nicht gleich beim ersten Mal für Gäste servieren. Alternativ können Sie auch eine Spätzlepresse verwenden.

▶ Ratatouille

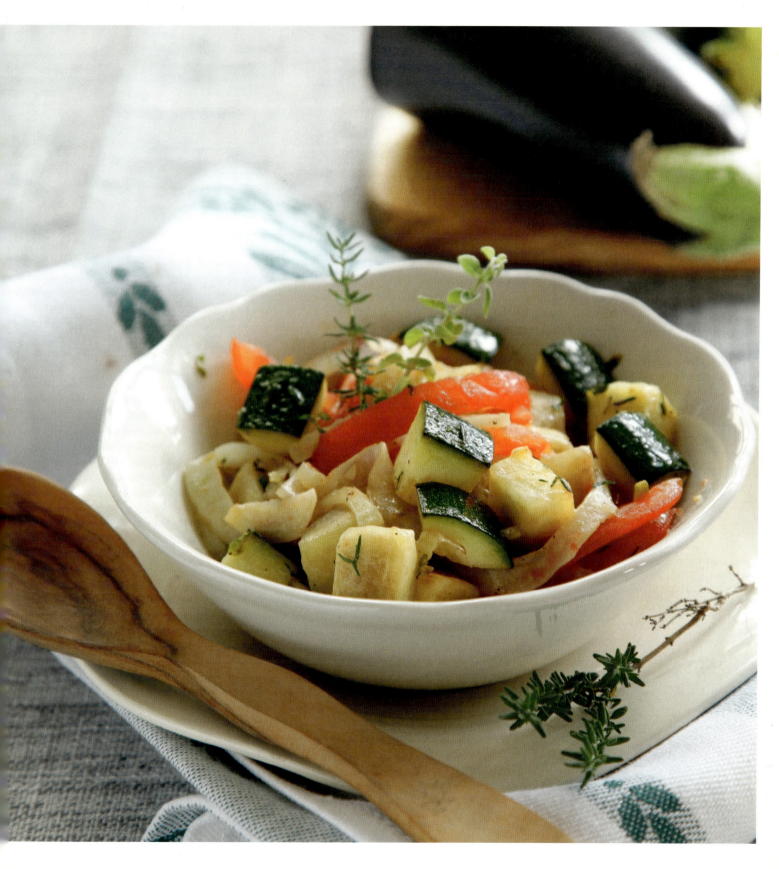

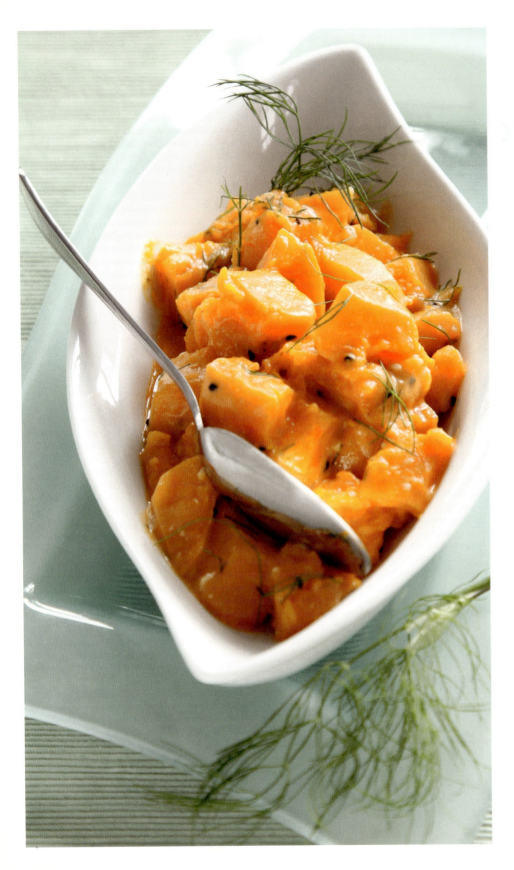

Kürbis mit Dill

Im Herbst eine willkommene Abwechslung.

▶ **Für 2 Portionen**
Gelingt leicht
⏱ **10 Min. + 15 Min. Garzeit**

1 kleiner Hokkaidokürbis (geschält und ohne Kerne 500 g) · 1 TL Butter · Salz · etwas Pfeffer · Paprika edelsüß · 1 TL schwarzer Kümmel · 1 TL Tomatenmark · 40 g Saure Sahne · 1 EL Mehl · ¼ Bund Dill · ½ TL Essig

- Den Kürbis schälen und das Fruchtfleisch in Würfel schneiden. Butter im Topf erhitzen und die Kürbiswürfel dazugeben. Mit Salz, Pfeffer, Paprika und Kümmel würzen. Tomatenmark zufügen. Mit ½ l Wasser ablöschen. Zugedeckt ca. 15 Min. bei geringer Hitzezufuhr kochen lassen.
- Sahne und Mehl verrühren und das Gemüse damit binden. Dill waschen und fein schneiden und unter das Gemüse heben. Mit Salz, Pfeffer und einem Spritzer Essig abschmecken.

Nährwerte pro Portion
160 kcal/ 4,1 g E/ 8 g F/ 16 g KH/ 5,8 g Ba/ 1 BE/
Lipaseeinheiten: 16 000

REIS

BEILAGEN

Tomatenrisotto
Schön fruchtig – schmeckt am besten mit ganz reifen Tomaten.

▶ **Für 2 Portionen**
Gelingt leicht
⊙ **10 Min. + 20 Min. Garzeit**
1 TL Olivenöl · 90 g Risottoreis · 1 EL Tomatenmark · 200 ml heiße Gemüsebrühe · 2 Tomaten · 1 Prise Salz · 1 EL Basilikum (gehackt, frisch oder TK-Ware)

- Öl in einem Topf erhitzen. Den Risottoreis hinzufügen und glasig dünsten, dann das Tomatenmark hinzugeben. Etwas von der heißen Brühe hinzugießen, zum Kochen bringen und den Reis unter gelegentlichem Umrühren bei schwacher Hitze etwa 20 Min. mit Deckel quellen lassen, dabei nach und nach die Brühe hinzufügen. Mit Salz abschmecken.
- Den Tomaten den Blütenansatz herausschneiden, die Haut einritzen, dann die Tomaten für 10 Sekunden in kochendes Wasser legen. Kalt abschrecken, dann die Tomaten häuten, halbieren, die Kerne entfernen und das Fruchtfleisch in Würfel schneiden. Diese zum Risotto dazugeben und unterheben. In eine vorgewärmte Schüssel füllen und mit Basilikum bestreuen.

Nährwerte pro Portion
215 kcal/ 4,4 g E/ 5 g F/ 38 g KH/ 2,5 g Ba/ 3 BE/
Lipaseeinheiten: 10 000

Quellreis
Das Grundrezept – gelingt garantiert.

▶ **Für 2 Portionen**
Preisgünstig
⊙ **3 Min. + 30 Min. Garzeit**
180 ml · Wasser oder Gemüsebrühe · ¼ TL · Salz · 90 g Parboiled-Langkornreis

- Wasser im Topf mit passendem Deckel erhitzen. Salz dazugeben. Wenn das Wasser kocht, Reis dazugeben und Deckel schließen. Wärmezufuhr auf ganz kleine Stufe reduzieren. Nach 20 Min. hat der Reis das Wasser aufgesogen und der Reis ist fertig.

▶ **Variante**
Nach Belieben kann in das Kochwasser 1 Lorbeerblatt gespickt mit 2 Nelken gegeben werden oder etwas mildes Currypulver.

Nährwerte pro Portion
160 kcal/ 3,3 g E/ 0,5 g F/ 35 g KH/ 1 g Ba/ 3 BE/
Lipaseeinheiten: 0

Tipp
Bei manchen Herdarten (Ceran-Feld) kann man schon nach 10 Min. die Wärmezufuhr ganz ausstellen. Die Restwärme reicht aus, um den Reis ausquellen zu lassen.

Kräuter-Joghurt-Dressing
Zu Blattsalaten oder zu Rohkost, wie fein geriebenen Möhren.

▶ **Für 8 Portionen**
Gelingt leicht ⊙ **10 Min.**
125 g Naturjoghurt (1,5 % Fett) · 20 g Kräuter (Petersilie, Dill, Kresse, Kerbel, Sauerampfer, Borretsch, Pimpinelle – im Winter Tiefkühlware) · Saft von ½ Zitrone · ½ TL Salz · etwas Pfeffer · 2 EL Öl

- Joghurt glatt rühren. Alle Kräuter waschen und hacken. Zitrone auspressen. Alle Zutaten vermengen.

Nährwerte pro Portion
30 kcal/ 0,7 g E/ 3 g F/ 1 g KH/ 0,1 g Ba/ 0 BE/
Lipaseeinheiten: 6000

Tipp
Wenn Sie die Salatsauce auf Vorrat zubereiten, geben Sie die Kräuter erst kurz vor dem Servieren dazu. Ohne Kräuter kann man das Dressing 5 Tage im Kühlschrank aufbewahren.

DRESSING, PESTO

Zitronen-Vinaigrette

Prima zu allen Blattsalaten, aber auch lecker mit Gurke, gekochter Möhre oder Sellerie.

▶ **Für 8 Portionen**
Geht schnell · 5 Min.
Saft von 1 Zitrone · 3 EL Rapsöl · ½ TL milder Senf · 3 EL abgekochtes Wasser (abgekühlt) · 1 TL Salz

– Die Zitrone auspressen, Öl, Senf, Wasser und Salz dazugeben und mit einem Schneebesen cremig schlagen.

▶ **Variante**
Variationen sind möglich mit gehackter Petersilie, fein geschnittenem Dill oder hautfreien Tomatenwürfeln. Geben Sie dies aber erst kurz vor dem Servieren dazu.

Nährwerte pro Portion (1 EL)
35 kcal/ 0,1 g E/ 4 g F/ 0 g KH/
0 g Ba/ 0 BE/
Lipaseeinheiten: 8000

Tipp
Diese Salatsauce können Sie problemlos 5 Tage im Kühlschrank aufbewahren.

Balsamico-Dressing

Eignet sich besonders gut für Tomatensalat, schmeckt aber auch prima zu allen Blattsalaten.

▶ **Für 8 Portionen**
Geht schnell · 5 Min.
1 TL Tomatenmark · 3 EL abgekochtes Wasser (abgekühlt) · 1 TL Salz · 1 TL Puderzucker · 3 EL Balsamico (mild) · 3 EL Olivenöl

– Tomatenmark mit dem Wasser verrühren. Die restlichen Zutaten dazugeben und mit dem Schneebesen kräftig rühren. Bevor der Salat angemacht wird, kann man noch frisch geschnittenen Basilikum dazugeben.

Nährwerte pro Portion
40 kcal/ 0 g E/ 4 g F/ 1 g KH/
0 g Ba/ 0 BE/
Lipaseeinheiten: 8000

Tipp
Die Sauce hält sich ohne Kräuter 5 Tage im Kühlschrank.

Basilikumpesto

Eine sehr gute Alternative für Liebhaber der italienischen Küche.

▶ **Für 6 Portionen**
Gelingt leicht · 10 Min.
2 Töpfe Basilikum (40 g Basilikum) · 3 EL Wasser oder Gemüsebrühe (S. 30) · 2 EL Olivenöl · ¼ TL Speisestärke · Kräutersalz (S. 31) oder Salz · etwas Schabzigerklee · etwas Pfeffer

– Basilikum samt Stielen abschneiden, waschen und in einer Salatschleuder oder in einem Geschirrtuch trocken schleudern. Basilikum grob zerteilen und mit dem Wasser und dem Öl in einem hohen Mixbecher pürieren.

– Basilkumsauce erhitzen, die Stärke in wenig kaltem Wasser anrühren, der Sauce unterrühren und kurz aufkochen lassen. Mit Salz und den Gewürzen abschmecken und sofort in ein heiß ausgespültes Glas füllen. Gut verschließen.

Nährwerte pro Portion
35 kcal/ 0 g E/ 3 g F/ 1 g KH/
0 g Ba/ 0 BE/
Lipaseeinheiten: 6000

Tipp
Das Pesto sollte, einmal geöffnet, bald verbraucht werden. Man kann es aber prima in einem Eiswürfelbehälter einfrieren.

GEKOCHTE SALATE

Gekochter Blumenkohlsalat

Wenn rohes Gemüse nicht gut vertragen wird, bereichern gekochte Salate den Speiseplan.

▶ Für 2 Portionen
Gut vorzubereiten
⊙ 25 Min. + 2 Stunden Kühlzeit
1 kleiner Blumenkohl · Salz · 1 TL weißer Balsamico · Salz, Muskat · ½ Becher Joghurt 1,5 % Fett · 1 TL Sesamöl · Salz · ½ TL Zitronensaft · ¼ Bund Petersilie

- Vom Blumenkohl die grünen Blätter entfernen. Vom Strunk die Röschen abtrennen.
- Diese waschen und in wenig kochendem Salzwasser bissfest kochen.
- 2 Portionen abnehmen (300 g), den Rest abkühlen lassen und in Gefrierdosen/Beutel einfrieren.
- In den restliche Blumenkohlsud Essig, Salz und Muskat geben und den Blumenkohl dazugeben. Die Röschen sollten bedeckt sein. Mindestens 2 Stunden in den Kühlschrank stellen.
- Vor dem Servieren Joghurt mit Salz, Zitronensaft und Sesamöl verrühren.
- Petersilie waschen, die Stiele entfernen und fein hacken.
- Die Blumenkohlröschen ohne Flüssigkeit auf 2 Teller setzen und diese mit der Joghurt-Soße überziehen. Die Petersilie darüber streuen.

Nährwerte pro Portion
77 kcal/ 4,9 g E/ 4 g F/ 5 g KH/ 4,4 g Ba/ 0 BE/
Lipaseeinheiten: 8000

Gekochter Möhren-Sellerie-Salat

Ein leichter, gut verträglicher Wintersalat.

▶ Für 4 Portionen
Gut vorzubereiten
⊙ 35 Min. + 1–2 Stunden Kühlzeit
350 g Möhren, möglichst gleich große · 1 Sellerieknolle, mittelgroß · 2 EL heller Balsamicoessig · 2 EL Rapsöl · Salz · etwas weißer Pfeffer · etwas flüssiger Süßstoff · 2 EL gehackte Petersilie

- Die Möhren und die Sellerieknolle schälen und waschen. Die Sellerieknolle in ca. 2 cm dicke Scheiben schneiden, ca. 250 g gleichmäßige Scheiben abwiegen.
- In einem breiten Topf ca. 3 cm hoch Salzwasser zum Kochen bringen. Die ganzen Möhren und die Selleriescheiben darin bissfest garen. Die Garzeit von Möhren und Sellerie kann unterschiedlich sein. Deshalb zwischendurch mit einem Messer durch Einstechen in das Gemüse testen.
- Möhren und Sellerie etwas abkühlen lassen, etwas von dem Gemüsesud aufheben.
- Die Möhren in etwa ½ cm breite Scheiben schneiden, die Selleriescheiben zuerst in ca. 2 cm breite Streifen schneiden, dann in ca. ½ cm dicke Scheiben.
- Sehr schön sieht es aus, wenn zum Schneiden ein sogenanntes „Buntmesser" verwendet wird. Dies ist ein Messer mit gezackter Klinge, wodurch beim Schneiden ein schönes Muster beim Schnittgut entsteht.
- Aus Essig, Öl, Salz, Pfeffer, etwas Süßstoff und etwas vom Gemüsesud eine Salatsoße rühren. Das Gemüse mit der Soße mischen und gut durchziehen lassen.
- Nochmals abschmecken, mit Petersilie bestreut servieren.
- Der Salat eignet sich zusammen mit einem belegten Brot sehr gut zum Mitnehmen.

Nährwerte pro Portion
72 kcal/ 1,6 g E/ 5 g F/ 5 g KH/ 4,9 g Ba/ 0 BE/
Lipaseeinheiten: 10 000

BEILAGEN

Quarkcreme mit Basilikum-Erdbeeren

Eine ungewöhnliche Kombination, die toll schmeckt.

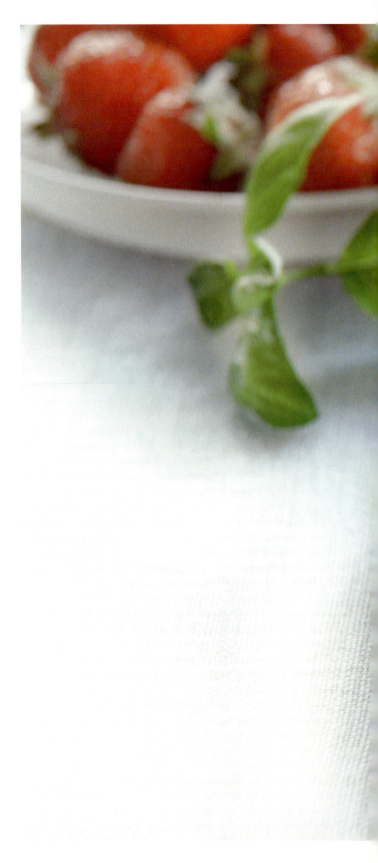

▶ **Für 4 Portionen**
Braucht etwas mehr Zeit
⏱ **15 Min. + 3–4 Stunden Kühlzeit**
2 Blatt weiße Gelatine · 250 g Magerquark · 50 ml Milch (1,5 % Fett) · Bourbon-Vanillepulver · 40 ml Sahne · 250 g Erdbeeren (geputzt 225 g) · 30 g Zucker · etwas flüssiger Süßstoff · 1 Stängel Basilikum

- Die Gelatine in kaltem Wasser einweichen. Quark mit der Milch, der Vanille und der Hälfte des Zuckers verrühren. Die Sahne steif schlagen.
- Die Gelatine ausdrücken, in einem kleinen Topf bei kleiner Hitze auflösen. Einen Löffel der Quarkcreme unter die Gelatine rühren, dann diese Mischung unter die Quarkcreme ziehen. Die Sahne locker unterheben. Eventuell mit etwas Süßstoff nachsüßen. Die Creme in kalt ausgespülte Förmchen oder Tassen füllen und abgedeckt für mindestens 3–4 Stunden kalt stellen.
- Die Erdbeeren waschen, putzen und je nach Größe halbieren oder vierteln. Mit den restlichen Zucker vermischen und etwas durchziehen lassen. Basilikum waschen, trocken tupfen und die Blätter klein schneiden. Unter die Erdbeeren heben.
- Die Förmchen kurz in heißes Wasser tauchen und die Creme in die Mitte von Desserttellern stürzen. Die Erdbeeren rund um die Creme anrichten, als Garnitur sieht ein Basilikumblättchen schön aus.

▶ **Variante**
Im Winter eignen sich auch **tiefgekühlte** Erdbeeren, diese sollten aber püriert werden. Das Basilikum kann dann weggelassen werden.

Nährwerte pro Portion
130 kcal/ 10,2 g E/ 4 g F/ 14 g KH/ 1,2 g Ba/ 1 BE/
Lipaseeinheiten: 8000

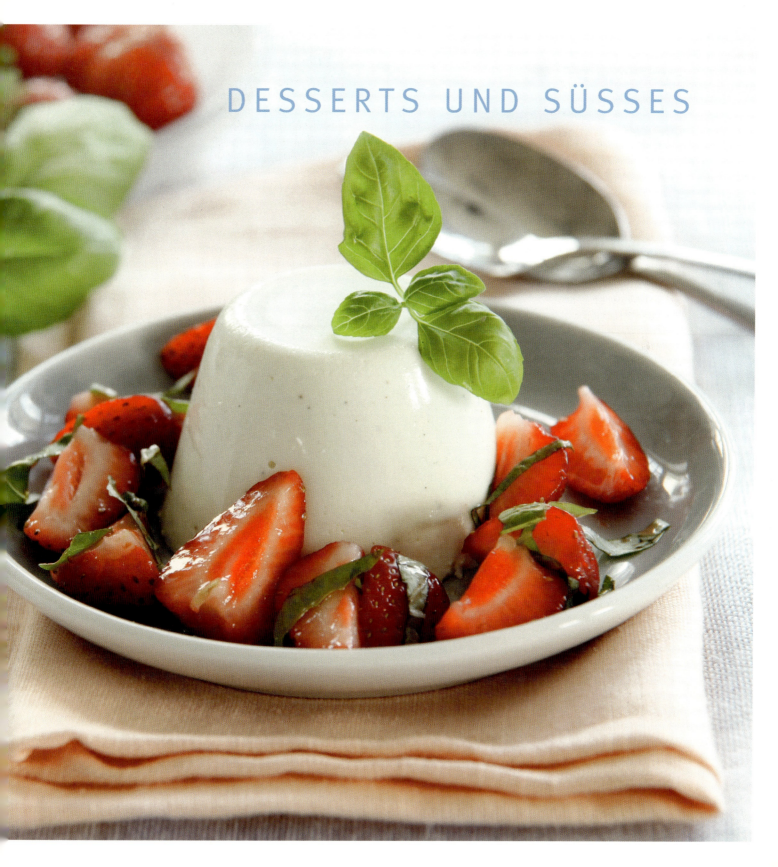

DESSERTS UND SÜSSES

Desserts

Rote Grütze mit Vanillejoghurt

Ein Klassiker – selbst gekocht noch viel leckerer.

▶ **Für 4 Portionen**
Gut vorzubereiten
⊙ **15 Min. + 2 Stunden Kühlzeit**
125 g Erdbeeren (geputzt ca. 100 g) · 100 g Himbeeren · 100 g Heidelbeeren · 100 ml Apfelsaft (ohne Zuckerzusatz) · 100 ml Wasser · 15 g Speisestärke · 100 g Naturjoghurt (1,5 %) · Bourbon-Vanillepulver · etwas flüssiger Süßstoff

- Die Beeren waschen, die Erdbeeren putzen und die Früchte je nach Größe halbieren oder vierteln. Den Apfelsaft mit dem Wasser in einem Topf mischen, etwas davon abnehmen und darin die Stärke anrühren. Die restliche Flüssigkeit aufkochen, die Stärke einrühren und kurz aufkochen lassen. Die Früchte vorsichtig unterrühren.
- Die Grütze etwas abkühlen lassen, süßen, in Portionsschälchen füllen und kalt stellen. Den Joghurt mit Vanille und Süßstoff verrühren und vor dem Servieren auf die 4 Portionen verteilen. Mit Beeren und Zitronenmelisseblättchen garnieren.

▶ **Variante**
Im Winter auch sehr gut mit tiefgekühlten Früchten.

Nährwerte pro Portion
65 kcal/ 3,5 g E/ 2 g F/ 12 g KH/ 2,9 g Ba/ 1 BE/ **Lipaseeinheiten:** 4000

Vanille-Quarkflammeri

Nicht so mächtig, aber trotzdem ganz fein.

▶ **Für 2 Portionen**
Gut vorzubereiten ⊙ **10 Min.**
15 g Vanillepuddingpulver · 200 ml Milch (1,5 % Fett) · 100 g Magerquark oder Cremequark (0,1 % Fett) · Bourbon-Vanillepulver · etwas flüssiger Süßstoff

- Das Puddingpulver in etwas Milch anrühren, die restliche Milch aufkochen. Den Topf von der Kochstelle nehmen, das angerührte Pulver unter Rühren dazugeben und noch einmal kurz aufkochen lassen. Abkühlen lassen und dabei immer wieder umrühren, damit sich keine Haut bildet.
- Den Quark glatt rühren, den Flammeri löffelweise unterheben, mit Vanille und Süßstoff abschmecken. In Glasschälchen füllen und kühlen.

▶ **Variante**
Nach Belieben mit Zimt, Melisseblättchen oder etwas Kakaopulver garnieren. Die Quarkcreme lässt sich gut mit verschiedenen Obstsorten kombinieren.

Nährwerte pro Portion
115 kcal/ 10,2 g E/ 2 g F/ 14 g KH/ 0 g Ba/ 1 BE/ **Lipaseeinheiten:** 4000

Apfelquark

Quark und Apfel – einfach eine gute Kombination.

▶ **Für 2 Portionen**
Preisgünstig
⊙ **10 Min. + 2 Min. Garzeit**
250 g Äpfel (geschält und geputzt 200 g) · 1 TL Zitronensaft · 125 g Quark (20 % Fett) · Bourbon-Vanillepulver · Zimt · etwas flüssiger Süßstoff

- Die Äpfel waschen, schälen und grob raspeln. Mit dem Zitronensaft vermischen und in der Mikrowelle bei 100% Leistung 30 Sekunden garen. Alternativ in einem kleinen Topf bei milder Hitze kurz dünsten. Abkühlen lassen.
- Den Quark und die Äpfel gut verrühren und mit Vanille, Zimt und Süßstoff abschmecken. In Portionsschälchen füllen, kühlen und vor dem Servieren mit etwas Zimtpulver bestäuben.

▶ **Variante**
Wenn roher Apfel vertragen wird, kann das Garen der geraspelten Äpfel wegfallen.

Nährwerte pro Portion
125 kcal/ 8,1 g E/ 3 g F/ 15 g KH/ 1,8 g Ba/ 1 BE/
Lipaseeinheiten: 6000

Desserts

Sanddornquark

Ein Vitamin-C-reiches Dessert im Winter.

▶ **Für 2 Portionen**
Geht schnell ⊙ 5 Min.
200 g Magerquark · 100 ml ungesüßter Sanddornsaft mit Fruchtmark · 1 TL Zucker · etwas flüssiger Süßstoff

- Den Quark mit dem Sanddornsaft glatt rühren, mit dem Zucker und Süßstoff nach Bedarf abschmecken. In Portionsschälchen füllen und kühlen. Als Garnitur mithilfe eines Teelöffels einen kleinen Klecks Sanddornsaft auf die Quarkspeise geben.

Nährwerte pro Portion
125 kcal/ 14,2 g E/ 2 g F/ 18 g KH/ 0,5 g Ba/ 0,5 BE/
Lipaseeinheiten: 4000

Tipp
Ungesüßter Sanddornsaft ist im Naturkostladen, Reformhaus oder gut sortierten Drogeriemarkt erhältlich. Er schmeckt pur etwas bitter, was sich aber durch Süßen und mit z. B. Quark vermischt verliert. Die geöffnete Flasche ist auch im Kühlschrank nicht lange haltbar, der bittere Geschmack verstärkt sich dann. Sanddornsträucher wachsen vor allem im Norden. Dort werden die Vitamin-C-reichen Beeren zu Konfitüre, Fruchtmark, Saft verarbeitet und sind sehr beliebt.

Tiramisu

Im Vergleich zum Originalrezept eine fett- und zuckerarme Variante.

▶ **Für 4 Portionen**
Gut vorzubereiten
⊙ 10 Min. + 2–3 Stunden Kühlzeit
5 Scheiben Zwieback · ½ Tasse kalter, koffeinfreier Kaffee · 250 g Quark (20% Fett) · 200 g Vanille-Naturjoghurt (1,5 % Fett) · etwas Bourbon-Vanillepulver · etwas flüssiger Süßstoff · etwas Kakao

- Zwieback in eine eckige Form legen, mit dem Kaffee tränken. Den Quark mit dem Vanillejoghurt und etwas Vanillepulver gut verrühren, mit dem Süßstoff abschmecken und über dem Zwieback verteilen. 2–3 Stunden im Kühlschrank durchziehen lassen. Vor dem Servieren dünn mit Kakao bestäuben.

Nährwerte pro Portion
155 kcal/ 10,7 g E/ 5 g F/ 18 g KH/ 0,6 g Ba/ 1,5 BE/
Lipaseeinheiten: 10 000

Tipp
Wenn keine BE-Berechnung nötig ist oder eine größere Kohlenhydratmenge möglich, können Sie 2 Schichten Zwieback verwenden. Zum Süßen oder Tränken des Zwiebacks anstelle von Kaffee eignet sich auch ein Amarettosirup. Dieser Sirup ist allerdings sehr zuckerhaltig.

Fruchtiges Mangodessert

Schnell gemacht und ganz fein mit Pistazien.

▶ **Für 2 Portionen**
Geht schnell ⊙ 5 Min.
125 g Magerquark · 100 g Naturjoghurt (3,5 % Fett) · 1 kleine reife Mango (geschält und ohne Kern 150 g) · Bourbon-Vanillepulver · etwas flüssiger Süßstoff · 1 TL gehackte Pistazien oder Zitronenmelisseblättchen

- Den Quark mit dem Joghurt verrühren. Eine reife Mango schälen, das Fruchtfleisch in Spalten vom Stein lösen und diese in kleine Würfel schneiden.
- Die Mangowürfel unter die Joghurtmasse heben, mit Vanille und Süßstoff abschmecken. In 2 Portionsschälchen füllen und kühlen. Vor dem Servieren mit Zitronenmelisse oder Pistazien garnieren.

Nährwerte pro Portion (mit Pistazien)
140 kcal/ 11,3 g E/ 4 g F/ 14 g KH/ 1,6 g Ba/ 1 BE/
Lipaseeinheiten: 8000

Tipp
Restliches Mangofruchtfleisch lässt sich gut im Kühlschrank aufbewahren.

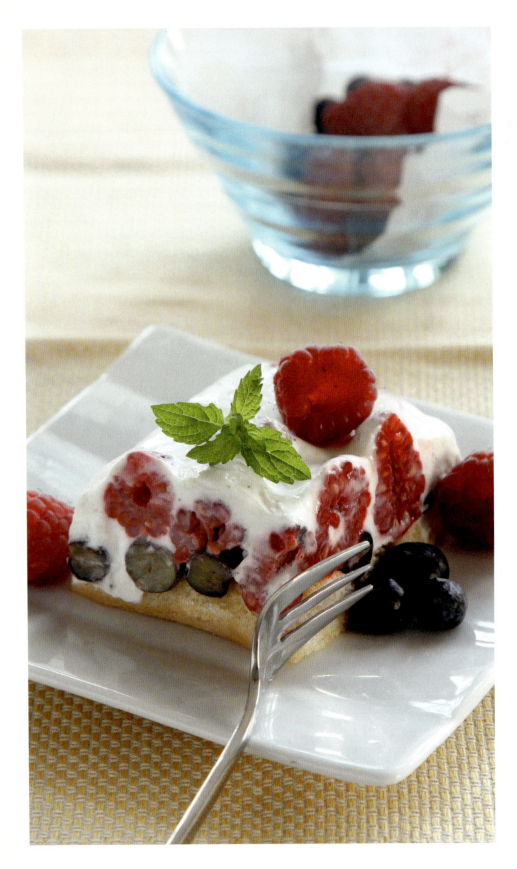

Beerentiramisu

Eine herrlich erfrischende und spätsommerliche Variante.

▶ **Für 4 Portionen**
Gut vorzubereiten
⏱ 10 Min. + 2–3 Stunden Kühlzeit
150 g Himbeeren (frisch oder tiefgekühlt) · 100 g Heidelbeeren (frisch oder tiefgekühlt) · 50 g Löffelbiskuits ohne Zuckerkruste (Kinderlöffelbiskuits) · 300 g Cremequark (0,2 % Fett) · 40 g Schmand · etwas Vanillepulver · etwas flüssiger Süßstoff

– Frische Beeren verlesen, waschen und gut abtropfen lassen. Tiefgekühlte Beeren antauen lassen. Die Löffelbiskuits in eine eckige Form legen, die Beeren darüber verteilen.
– Den Cremequark mit Schmand, Vanille und Süßstoff gut verrühren und abschmecken. Diese Creme über die Beeren geben und glatt streichen. 2–3 Stunden im Kühlschrank durchziehen lassen. Im Sommer mit Zitronenmelisseblättchen garnieren.

Nährwerte pro Portion
175 kcal/ 12,2 g E/ 5 g F/ 19 g KH/ 3 g Ba/ 1,5 BE/
Lipaseeinheiten: 10 000

Tipp
Wenn keine BE-Berechnung nötig ist oder eine größere Kohlenhydratmenge möglich, können Sie 2 Schichten Löffelbiskuits verwenden.

DESSERTS

Gedünstete Apfelspalten mit Vanillesauce

Ganz einfach, aber mit guten Äpfeln ein echter Leckerbissen.

▶ **Für 4 Portionen**
Preisgünstig ⊙ 10 Min. + 10 Min. Garzeit
500 g feste, säuerliche Äpfel, z. B. Braeburn (geputzt 400 g) · 20 ml Apfelsaft · 200 ml Milch (1,5 % Fett) · 12 g Vanillepuddingpulver · etwas flüssiger Süßstoff

- Die Äpfel waschen, vierteln, das Kerngehäuse entfernen und in Spalten schneiden. In einen breiten Topf legen, den Apfelsaft und die Zimtstange dazugeben und in ca. 5–10 Min. bissfest garen. Nach Bedarf noch etwas Wasser zugeben. Im Topf abkühlen lassen.
- Für die Vanillesauce das Puddingpulver in etwas Milch anrühren, restliche Milch aufkochen. Den Topf von der Kochstelle nehmen, das angerührte Pulver unter Rühren dazugeben und noch einmal kurz aufkochen lassen. Abkühlen lassen und dabei immer wieder umrühren, damit sich keine Haut bildet.
- Die Sauce mit Süßstoff abschmecken. Die Apfelspalten kranzförmig auf einem Teller anrichten und die Vanillesauce in die Mitte gießen.

Nährwerte pro Portion
90 kcal/ 2,1 g E/ 1 g F/ 19 g KH/ 1,8 g Ba/ 1,5 BE/ **Lipaseeinheiten:** 2000

TIPP
Je nach Verträglichkeit kann das Dessert pro Portion mit ca. 1 TL gehobelten Mandeln (5 g), gehackten Walnüssen oder Sonnenblumenkernen bestreut werden. Es schmeckt auch sehr gut, wenn die Apfelspalten noch lauwarm sind. Vanillesauce in kleiner Menge zu kochen ist etwas schwierig, da sie schnell anbrennt. Sie kann aber im Kühlschrank 2–3 Tage aufbewahrt werden. Deshalb besser gleich 4 Portionen kochen.

Gedünstete Birne auf Schokoladensauce

Mit Zimt gewürzt ein leckeres winterliches Dessert.

▶ **Für 4 Portionen**
Gelingt leicht ⊙ 10 Min. + 10 Min. Garzeit
450 g Birnen (geschält und geputzt 340 g) · 200 ml Milch (1,5 % Fett) · 12 g Schokopuddingpulver · 1 Zimtstange · etwas flüssiger Süßstoff

- Die Birnen schälen, halbieren, Kerngehäuse entfernen und in etwas Wasser mit Zimtstange, Zitronensaft und Süßstoff bissfest garen, zugedeckt abkühlen lassen.
- Das Puddingpulver in etwas Milch anrühren, die restliche Milch aufkochen. Den Topf von der Kochstelle nehmen, das angerührte Pulver unter Rühren zugeben, nochmals kurz aufkochen und dann abkühlen lassen. Dabei immer wieder umrühren, damit sich keine Haut bildet. Mit flüssigem Süßstoff nach Geschmack süßen.
- Die Schokoladensauce auf 2 kleine Teller verteilen, die Birnenhälften etwas abtropfen lassen und auf der Sauce anrichten.

▶ **Variante**
Je nach Verträglichkeit kann das Dessert mit etwas geschlagener Sahne und/oder ein paar Mandelstiften als »Igel« garniert werden. Wenn es schnell gehen muss, eignen sich auch Birnen aus der Konserve ohne Zuckerzusatz.

Nährwerte pro Portion
80 kcal/ 2,2 g E/ 1 g F/ 16 g KH/ 2,4 g Ba/ 1,5 BE/ **Lipaseeinheiten:** 2000

TIPP
Schokoladensauce in kleiner Menge zu kochen ist etwas schwierig, da sie schnell anbrennt. Sie kann aber im Kühlschrank 2–3 Tage aufbewahrt werden. Deshalb besser gleich 4 Portionen kochen.

DESSERTS

Dickmilch auf Mandarinengelee

Herrlich erfrischend und lecker!

▶ **Für 4 Portionen**
Gut vorzubereiten ⊙ **15 Min. + 2 Stunden Kühlzeit**
2 Blatt weiße Gelatine · 2 Mandarinen (ca. 150 g Mandarinenfilets oder ungezuckert aus der Konserve) · 130 ml Wasser · 170 ml Orangensaft (ohne Zuckerzusatz) · 250 g Dickmilch (3,5 % Fett) · Bourbon-Vanillepulver · etwas flüssiger Süßstoff

- Gelatine in 130 ml Wasser einweichen. Mandarinen schälen, in Filets teilen und diese halbieren. Konservenfrüchte abschütten, ebenfalls abwiegen, je nach Größe halbieren. Die Mandarinen auf 4 Portionsschälchen verteilen.
- Die Gelatine gut ausdrücken und dann auf dem Herd bei geringer Hitze auflösen. Den Orangensaft dazugeben, mit Süßstoff abschmecken und die Flüssigkeit über den Mandarinen verteilen. Im Kühlschrank mindestens 2 Stunden fest werden lassen.
- Die Dickmilch glatt rühren, mit Vanille und Süßstoff abschmecken und auf das Gelee geben. Vor dem Servieren mit Mandarinenfilets garnieren.

Nährwerte pro Portion
80 kcal/ 3,6 g E/ 3 g F/ 10 g KH/ 0,7 g Ba/ 1 BE/
Lipaseeinheiten: 6000

Tipp
Das Mandarinengelee ist auch ohne Dickmilch ein erfrischendes Dessert. Bei Verwendung von 250 g Mandarinen hat dann eine Portion ebenfalls 1 BE.

Gelbe Grütze

Ein leckeres Dessert für den Herbst oder Winter und für alle, die Beeren nicht so gerne mögen.

▶ **Für 4 Portionen**
Gut vorzubereiten ⊙ **15 Min. + 2 Stunden Kühlzeit**
1 Kiwi (geschält 100 g) · 1 Birne (geschält und geputzt 150 g) · 1 kleine Mango (geschält und ohne Kern 150 g) · 100 ml Orangensaft (ohne Zuckerzusatz) · 100 ml Wasser · 15 g Speisestärke · etwas flüssiger Süßstoff

- Das Obst waschen, schälen, abwiegen und in kleine Würfel schneiden. Orangensaft und Wasser in einem Topf mischen, etwas abnehmen und darin die Stärke anrühren. Die restliche Flüssigkeit aufkochen, die Stärke einrühren, kurz aufkochen lassen, die Früchtewürfel dazugeben und vorsichtig unterrühren.
- Die Grütze etwas abkühlen lassen und dann süßen. In Portionsschälchen füllen und kalt stellen. Nach Belieben mit einer halben Kiwischeibe und einem Klecks gesüßtem Quark garnieren.

Nährwerte pro Portion
80 kcal/ 1 g E/ 1 g F/ 17 g KH/ 3 g Ba/ 1,5 BE/
Lipaseeinheiten: 2000

Step by Step: Orange filetieren

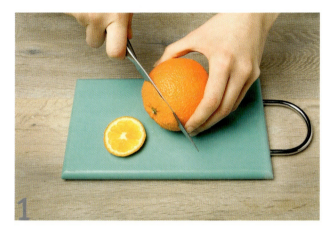

1 Um Filets ohne Haut aus einer Orange herauszuschneiden, werden die Ober- und Unterseite der Orange mit dem Messer gerade abgeschnitten.

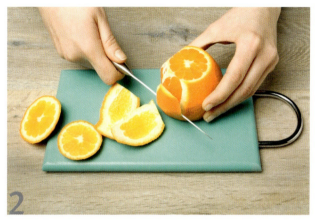

2 Die Orange auf ein Brett stellen und dann die Seiten dick abschneiden, sodass nur noch eine kleine Orangenkugel ohne weiße Haut übrig bleibt.

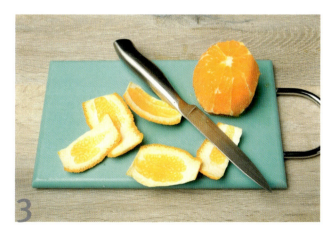

3 Mit einem scharfen Messer Filets (ohne Haut) aus den Trennwänden der Orange lösen – dabei nicht zu tief in die Orange hineinschneiden.

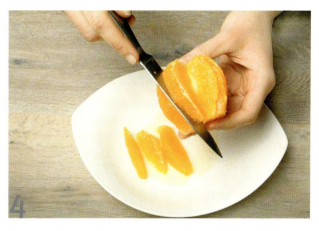

4 Je nach Größe der Orange brauchen Sie zwei kleine Früchte, um etwa 100 g Filets zu erhalten.

KNÖDEL

DESSERTS UND SÜSSES

Aprikosenknödel

Ziemlich aufwendig, deshalb lohnt es sich, gleich etwas mehr zuzubereiten.

▶ **Für 4 Portionen**
Braucht etwas mehr Zeit
⏱ **20 Min. + 40 Min. Garzeit**
600 g mehlig kochende Kartoffeln (geschält 500 g)
180 g Aprikosen aus der Dose (ohne Zuckerzusatz)
Salz
100 g Mehl
2 Eigelb
40 g Zucker
40 g Semmelbrösel
40 g Butter oder Margarine
gemahlener Zimt

- Die Kartoffeln schälen, waschen und in Salzwasser gar kochen. Das Wasser abschütten und die Kartoffeln gut ausdampfen lassen. Anschließend durch eine Kartoffel- oder Spätzlepresse drücken. Etwas abkühlen lassen.
- Die Aprikosen auf einem Sieb abtropfen lassen und je nach Größe vierteln. In einem breiten, großen Topf Salzwasser zum Kochen bringen.
- Mehl, Eigelb und Zucker zu der Kartoffelmasse geben und alles zu einem glatten Teig verkneten. Eine Rolle formen und diese in 12 Scheiben schneiden. In jede Scheibe mit feuchten Händen eine Mulde drücken und diese jeweils mit einem Stück Aprikose füllen. Den Teig darüberklappen, zusammendrücken und zu runden Knödeln formen.
- Die Knödel in das siedende Wasser geben und bei geringer Hitze mindestens 15 Min. garziehen lassen. Die Butter in einer Pfanne zerlaufen lassen, die Semmelbrösel und nach Belieben Zimt zugeben, warmhalten. Die Knödel mit einer Schaumkelle aus dem Topf nehmen und mit den Butterbröseln anrichten.

▶ **Das passt dazu**
Mit einem Salat oder einer klaren Brühe mit Gemüsestreifen vorweg sind die Aprikosenknödel eine leckere, komplette Mahlzeit.

Nährwerte pro Portion
375 kcal/ 8,5 g E/ 12 g F/ 52 g KH/ 4,3 g Ba/ 4,5 BE/
Lipaseeinheiten: 24 000

Tipp
Die Knödel können im Kühlschrank 2 – 3 Tage aufbewahrt und in der Mikrowelle erwärmt werden.

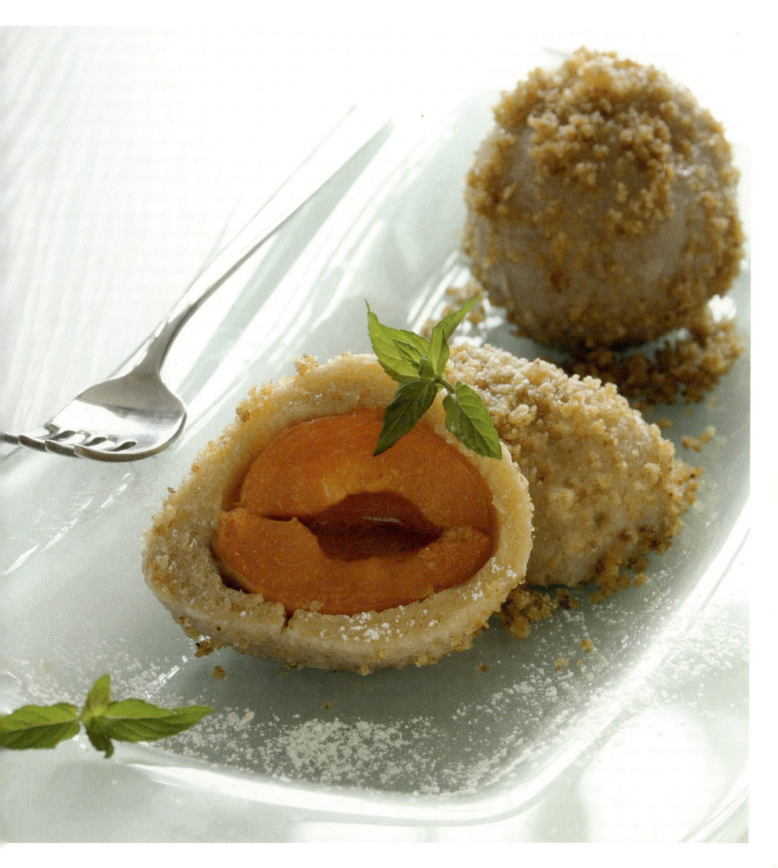

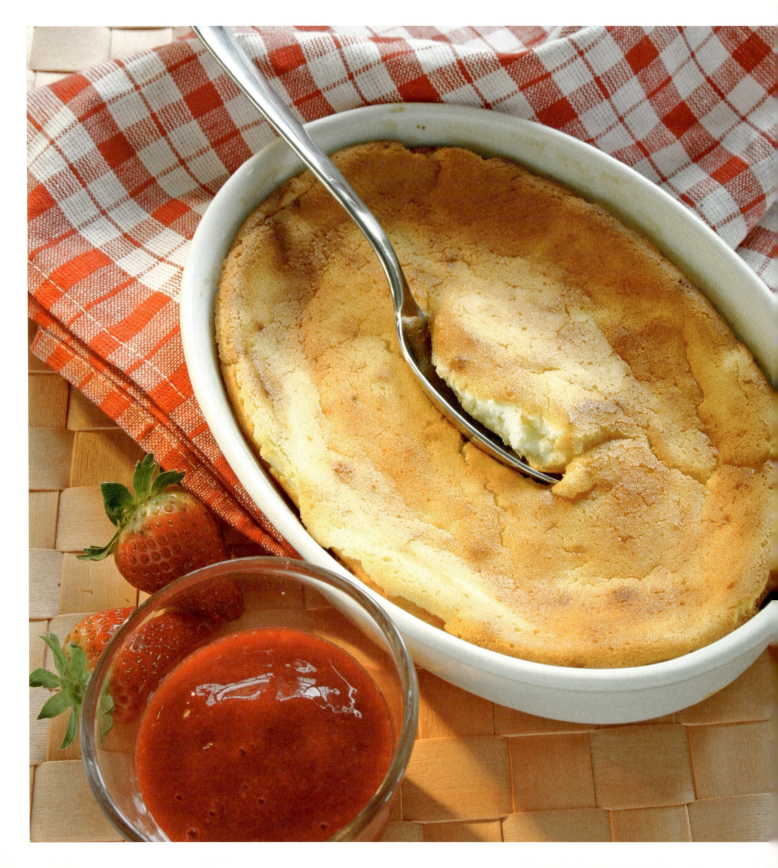

Topfenauflauf

Ein süßer Quarkauflauf, der Kindern besonders gut schmeckt.

▶ **Für 2 Portionen**
Preisgünstig ⏱ 10 Min. + 40 Min. Backzeit
2 Eier · 30 g weiche Butter oder Margarine · 40 g Zucker · 30 g Hartweizengrieß · ½ TL Backpulver · 300 g Magerquark · etwas abgeriebene Zitronenschale oder Zitronenöl

- Den Backofen auf 180 Grad Ober-/Unterhitze (Umluft 160 Grad) vorheizen. Eine Auflaufform ausfetten. Die Eier trennen, Eigelb mit Butter und Zucker schaumig rühren, das Eiweiß zu Schnee schlagen.
- Grieß mit dem Backpulver vermischen, mit dem Quark und Zitronenschale zu der Eigelbmasse geben, gut verrühren. Den Eischnee locker unterheben. Die Masse in die Auflaufform füllen, glatt streichen und auf der 2. Schiene von unten in den Backofen schieben.
- Den Topfenauflauf 30 – 40 Min. backen. Sollte der Auflauf zu braun werden, mit einem Deckel oder Alufolie abdecken.

▶ **Variante**
Es schmeckt auch sehr gut, wenn man Apfelscheiben unter die Quarkmasse hebt. Für 2 Portionen benötigt man 200 g Apfel, das entspricht 1 BE pro Portion.

Nährwerte pro Portion (mit Zucker)
435 kcal/ 29 g E/ 19 g F/ 36 g KH/ 1,1 g Ba/ 3 BE/
Lipaseeinheiten: 38 000

Tipp
Der Auflauf kann auch sehr gut mit Süßstoff gesüßt werden, dann hat eine Portion nur 1 BE. Dann die Eigelbe nur mit der Butter schaumig rühren und zum Schluss mit Süßstoff abschmecken.

◀ Topfenauflauf

Grießnocken mit Apfelkompott

Ein leckeres, süßes Gericht, das mit einem Salat vorweg zu einer kompletten Mahlzeit wird.

▶ **Für 2 Portionen**
Preisgünstig ⏱ 15 Min. + 15 Min. Garzeit
250 g Äpfel, z. B. Elstar oder Jonagold (geputzt 200 g) · etwas Zitronensaft · etwas Zimt · flüssiger Süßstoff nach Bedarf · 50 g weiche Margarine · 20 g Puderzucker · 1 Ei · 125 g Magerquark · 75 g Hartweizengrieß · abgeriebene Schale von ½ unbehandelten Zitrone · etwas Bourbon-Vanillepulver

- Die Äpfel waschen, vierteln, die Kerngehäuse entfernen. Die Äpfel in kleine Würfel schneiden und mit etwas Wasser und Zitronensaft weich kochen. Mit Zimt und evtl. Süßstoff abschmecken und abkühlen lassen.
- Margarine, Puderzucker und Ei schaumig rühren, Quark, Grieß, Vanille und Zitronenschale unterheben. In einem Topf Wasser, gesüßt mit Süßstoff, zum Kochen bringen. Mit 2 Teelöffeln kleine Nocken aus der Masse formen (für größere Nocken 2 Esslöffel verwenden) und in dem leicht siedenden Wasser 6 – 8 Min. garen. Die Nocken herausnehmen und sofort mit dem Apfelkompott servieren.

▶ **Variante**
Anstelle des Apfelkompotts passen auch Fruchtpürees aus Erdbeeren, Himbeeren oder Heidelbeeren gut zu den Grießnocken. Wenn es schnell gehen muss, können Sie auch fertiges Apfelmus (ohne Zuckerzusatz) verwenden.

Nährwerte pro Portion
480 kcal/ 16,3 g E/ 24 g F/ 51 g KH/ 4,5 g Ba/ 4 BE/
Lipaseeinheiten: 48 000

KUCHEN UND GEBÄCK

Waffeln
Schnell gemacht und sehr lecker.

▶ **Für 6 Herzwaffeln**
Geht schnell ⊙ **20 Min.**
3 Eier · 50 g Zucker · 1 EL Rapsöl · 175 ml Milch (1,5 % Fett) · 120 g Weizenmehl Type 1050 · Bourbon-Vanillepulver · Zitronenöl oder Zimt oder Lebkuchengewürz

- Die Eier trennen und die Eigelbe mit Zucker, Öl und Milch gut verrühren. Das Mehl und eine der Geschmackszutaten unterrühren. Eiklar zu Schnee schlagen und locker unterheben.
- Das Waffeleisen aufheizen, vor dem Backen der ersten Waffel die Backflächen mit etwas Öl einpinseln. Die Waffeln hellbraun backen und sofort servieren. Nach Belieben mit etwas Puderzucker bestäuben.

▶ **Das passt dazu**
Erdbeeren, Aprikosen- oder Pfirsichkompott, Apfelmus. Je nach Verträglichkeit schmeckt zu den Waffeln auch etwas geschlagene Sahne sehr lecker.

Nährwerte pro Waffel mit je 5 Herzen
176 kcal/ 6,7 g E/ 6 g F/ 23 g KH/ 1,1 g Ba/ 2 BE/
Lipaseeinheiten: 12 000

WISSEN

Bourbon-Vanillepulver
Bourbon-Vanillepulver wird durch Vermahlen der ganzen Vanillestangen gewonnen. Kaufen kann man es im Naturkostladen, Reformhaus oder an Gewürzständen auf Märkten. Da Vanillestangen sehr teuer sind, ist auch dieses Pulver auf den ersten Blick sehr teuer. Doch kleine Mengen genügen: Etwa 2 – 3 Messerspitzen Vanillepulver ersetzen ein Päckchen Vanillinzucker, einen mit künstlichem Aroma versetzten Zucker.

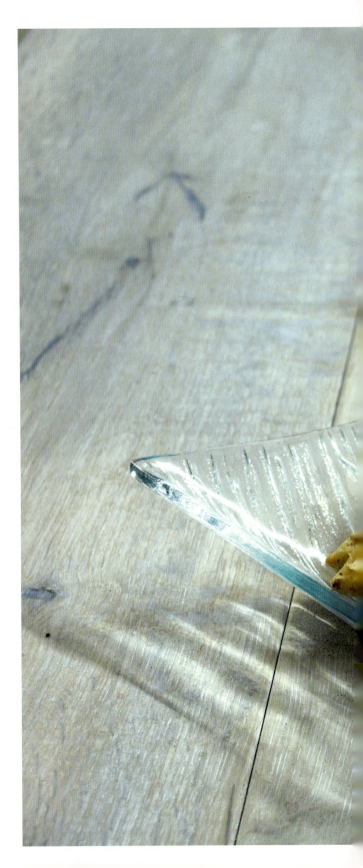

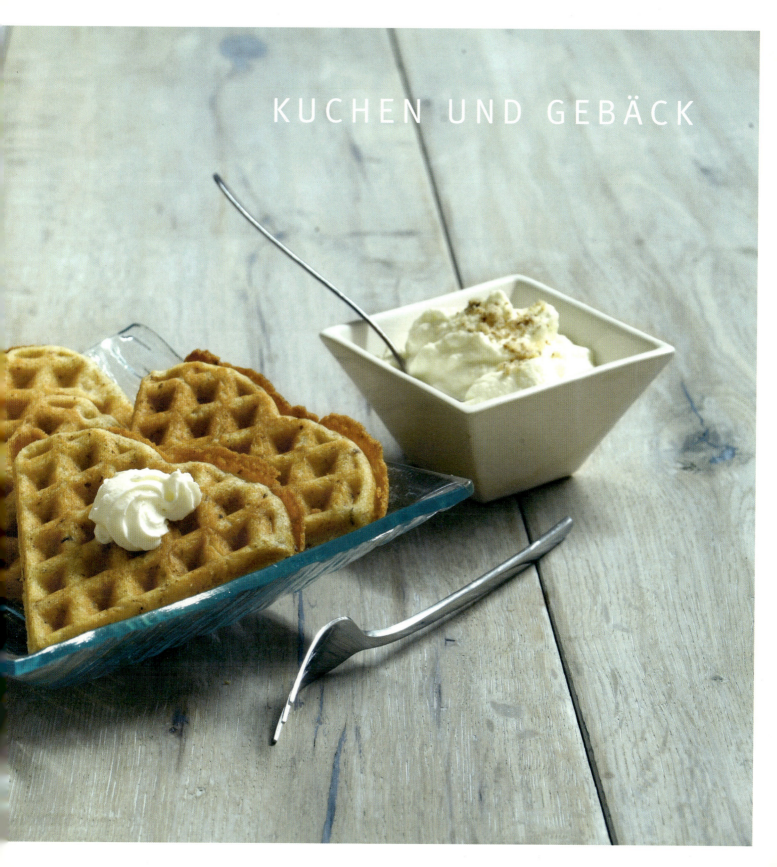

KUCHEN UND GEBÄCK

PLÄTZCHEN

KUCHEN UND GEBÄCK

Haferflockenplätzchen

Die kernigen Kekse sind schnell gemacht.

▶ **Für 30 Stück**
Preisgünstig
🕒 **20 Min. + 20 Min. Backzeit**

4 EL Sonnenblumenöl oder 75 g Margarine · 125 g grobe Haferflocken · 1 Ei · 75 g Zucker · 50 g Mehl · 1 gestr. TL Backpulver

- Öl oder Margarine erhitzen, die Haferflocken unter Rühren darin leicht bräunen. Kalt stellen. Das Ei schaumig schlagen, nach und nach den Zucker einrieseln lassen und so lange weiterschlagen, bis eine dickliche, cremeartige Masse entstanden ist.
- Das Mehl mit dem Backpulver mischen und mit den Haferflocken esslöffelweise unterrühren. Den Backofen auf 175–200 Grad Ober-/Unterhitze (Umluft 160–180 Grad) vorheizen. Ein Backblech mit Backpapier auslegen und mit 2 Teelöffeln walnussgroße Teighäufchen daraufsetzen. Auf der mittleren Schiene 12–15 Min. backen.

Nährwerte pro Stück
50 kcal/ 1 g E/ 2 g F/ 6 g KH/ 0,4 g Ba/ 0,5 BE/
Lipaseeinheiten: 4000

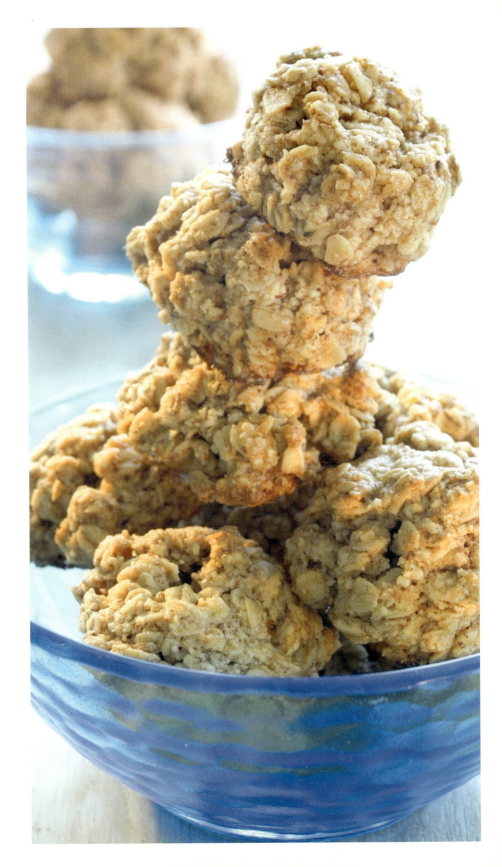

Marmorplätzchen

Ein leckerer Ersatz für einen großen Marmorkuchen.

▶ **Für 28 Stück**
Preisgünstig
⏱ **45 Min. + 15 Min. Backzeit**
125 g Mehl · ½ gestr. TL Backpulver · 80 g Zucker · 2 TL Wasser · 1 Pr. Salz · 75 g kalte Butter · 1 gestr. EL Kakao

- Mehl und Backpulver in einer Schüssel mischen und eine Vertiefung hineindrücken. Zucker, Salz und Wasser hineingeben und mit etwas Mehl zu einem dicken Brei rühren. Die Butter klein schneiden, dazugeben und alles schnell zu einem glatten Teig verkneten.
- Den Backofen auf 175–200 Grad Ober-/Unterhitze (Umluft 160–180 Grad) vorheizen. Den Kakao sieben und unter ⅓ des Teiges kneten. Beide Teige miteinander verkneten (nicht zu sehr, da sonst der ganze Teig dunkel wird). Aus dem marmorierten Teig eine etwa 3 cm dicke Rolle formen und kalt stellen.
- Die Rolle in 28 Scheiben schneiden und diese auf einem mit Backpapier ausgelegtem Backblech auf der mittleren Schiene 10–15 Min. backen.

Nährwerte pro Stück
50 kcal/ 0,5 g E/ 2 g F/ 6 g KH/ 0,2 g Ba/ 0,5 BE/
Lipaseeinheiten: 4000

Biskuitplätzchen

Schnell gemacht und sehr vielseitig abzuwandeln.

▶ **Für 40 Stück**
Preisgünstig
⏱ **10 Min. + 7 Min. Backzeit**
2 Eier · 2 EL warmes Wasser · 100 g Zucker · 75 g Mehl · 50 g Speisestärke
Nach Belieben: Zitronenöl oder Zitronenschalenpulver · Bittermandelöl · koffeinfreier Instantkaffee · Zimt · Vanille · Kakao

- Eier und Wasser mit einem Handrührgerät auf höchster Stufe 1 Min. schaumig schlagen. Zucker einstreuen und noch 3 Min. weiter schlagen. Mehl mit Stärke und Backpulver mischen, auf die Eiercreme sieben und mit einem Schneebesen locker unterheben.
- **Zitronen- oder Bittermandelgeschmack:** Das Aroma oder Pulver gleich zu Eigelb und Zucker geben.
- **Kaffee:** Den Instantkaffee in dem Wasser auflösen.
- **Zimt, Vanille oder Kakao:** Die Zutaten mit dem Mehl vermischen.
- Den Backofen auf 170 Grad Umluft vorheizen. Zwei Backbleche mit Backpapier auslegen. Mit einem Teelöffel kleine Häufchen auf die Bleche setzen. Die Plätzchen 6–7 Min. backen.

Nährwerte pro Stück
25 kcal/ 0,6 g E/ 0 g F/ 5 g KH/ 0 g Ba/ 0,5 BE/
Lipaseeinheiten: 0

Möhrenmuffins

Leichte, saftige Muffins, die nach 1–2 Tagen besonders gut schmecken.

▶ **Für 12 Stück**
Preisgünstig
⏱ **20 Min. + 20 Min. Backzeit**
2 mittelgroße Möhren · 200 g Weizenmehl (Type 405 oder 1050) · 2 TL Backpulver · ½ TL Natron · ½ TL Zimt · 20 g feine Haferflocken · 50 g gemahlene Haselnüsse oder Mandeln · 1 Ei · 100 g Rohrzucker · 80 ml Rapsöl · 120 ml Buttermilch

- Den Backofen auf 200 Grad Ober-/Unterhitze (Umluft 180 Grad) vorheizen. Möhren waschen, putzen und fein raspeln. Mehl mit Backpulver, Natron, Zimt, Haferflocken und Nüssen mischen. In einer zweiten Schüssel das Ei mit dem Zucker schaumig schlagen, Öl und Buttermilch unterrühren. Die Mehlmischung locker unterheben.
- Die Vertiefungen eines Muffinbleches ausfetten oder mit Papierförmchen auslegen. Die Vertiefungen zu ⅔ mit Teig füllen. Die Muffins auf der zweiten Schiene von unten ca. 20 Min. backen. Aus dem Ofen nehmen, 5–10 Min. auskühlen lassen und dann aus dem Blech nehmen.

Nährwerte pro Stück
200 kcal/ 4 g E/ 10 g F/ 22 g KH/ 1,7 g Ba/ 2 BE/
Lipaseeinheiten: 8000

GEBÄCK

KUCHEN UND GEBÄCK

Windbeutel mit Erdbeeren und Quark

Wenn Sie Ihren Gäste etwas Besonderes anbieten wollen.

▶ **Für 10 Stück**
Braucht etwas mehr Zeit
⏱ **1 Stunde + 25 Min. Backzeit**
Für den Brandteig:
250 ml Wasser
75 g Butter
150 g Mehl
3 – 4 Eier
Für die Füllung:
250 g frische (geputzt 225 g) oder tiefgekühlte Erdbeeren
250 g Magerquark
5 Blatt weiße Gelatine
100 ml Sahne
Bourbon-Vanillepulver
etwas flüssiger Süßstoff
etwas Puderzucker

- Das Wasser mit der Butter zum Kochen bringen. Den Topf von der Kochstelle nehmen, das Mehl auf einmal in die Flüssigkeit schütten und mit einem Kochlöffel schnell zu einem glatten Kloß verrühren. Den Teig unter weiterem Rühren etwa 1 Min. so lange rühren, bis sich eine weiße Schicht am Topfboden bildet.
- Den heißen Teigkloß in eine Schüssel geben, das erste Ei sofort unterrühren, dann die weiteren Eier immer einzeln unterrühren. Eventuell genügen 3 oder 3½ Eier. Der Teig ist richtig, wenn er stark glänzt und so vom Löffel abreißt, dass lange Spitzen hängenbleiben. Abkühlen lassen.
- Für die Füllung die frischen Erdbeeren putzen, waschen und in kleine Stücke schneiden oder pürieren. Tiefgekühlte Erdbeeren auftauen lassen und auf jeden Fall pürieren. Die Gelatine in einem kleinen Topf in kaltem Wasser einweichen. Den Quark mit Vanille und Süßstoff glatt rühren, Erdbeeren dazugeben. Die Sahne steif schlagen.
- Den Backofen bei Ober-/Unterhitze auf 200 – 225 Grad (Umluft 180 – 200 Grad) vorheizen. Die Gelatine ausdrücken und in dem Topf leicht erhitzen. In die aufgelöste Gelatine einen Löffel Quarkmasse rühren, dann die Gelatine langsam mit dem Erdbeerquark verrühren. Die geschlagene Sahne unterheben und nochmals abschmecken. Die Masse im Kühlschrank fest werden lassen.
- Auf ein mit Backpapier ausgelegtes Backblech mit einem Spritzbeutel oder 2 Teelöffeln 10 Häufchen setzen. Auf der mittleren Schiene 20 – 25 Min. backen. Die Backofentür während der ersten 15 Min. nicht öffnen, da die Windbeutel sonst zusammenfallen. Nach dem Backen sofort von jedem Windbeutel einen Deckel abschneiden. Das Gebäck abkühlen lassen. Kurz vor dem Servieren die Füllung in die Windbeutel geben und die Deckel auflegen. Die Windbeutel dünn mit Puderzucker bestäuben.

Nährwerte pro Stück
195 kcal/ 8,7 g E/ 12 g F/ 14 g KH/ 0,9 g Ba/ 1 BE/
Lipaseeinheiten: 24 000

Tipp
Die Windbeutel eignen sich nicht zum Vorbereiten, da sie schnell durchweichen.

Apfel-Zimt-Schnecken

Die Schnecken brauchen etwas Zeit, schmecken aber dafür sehr lecker.

- Das Mehl in eine große Schüssel geben, eine Mulde hineindrücken. Die Milch leicht erwärmen, die Hefe in die Mulde bröckeln und mit etwas Milch verrühren. Den Vorteig an einem warmen Ort etwas aufgehen lassen.
- Die restlichen Zutaten zugeben und alles mit den Knethaken des Handrührgeräts zu einem glatten Teig kneten. Zugedeckt etwa auf das doppelte Volumen aufgehen lassen.
- Die Äpfel waschen, schälen, das Kerngehäuse entfernen und zuerst in Achtel, dann in dünne Scheiben schneiden. Mit Zitronensaft, Zimt, den Haselnüssen und evtl. den Sultaninen mischen. Nach Belieben mit etwas Süßstoff süßen.
- Zwei Backbleche mit Backpapier auslegen. Den Teig noch einmal durchkneten, auf einer etwas bemehlten Arbeitsfläche zu einem Rechteck von ca. 40 × 50 cm ausrollen. Die Apfelfüllung gleichmäßig darauf verteilen, an einer Längsseite etwa 2 cm frei lassen. Den Teig von der gefüllten Längsseite her aufrollen, an dem freien Rand etwas zusammendrücken. Anschließend vorsichtig mit einem Sägemesser in 20 Scheiben schneiden. Die Scheiben auf die Backbleche legen.
- Die Schnecken mit Milch bestreichen und noch einmal etwas gehen lassen. Den Backofen auf 170 Grad Umluft vorheizen und die Schnecken 15 – 20 Min. backen. Vor dem Servieren nach Belieben mit etwas Puderzucker bestäuben.

▶ **Variante**
Ist keine BE-Berechnung nötig, können die Schnecken auch mit einem Zitronen-Zucker-Guss bestrichen werden.

Nährwerte pro Stück ohne Sultaninen
140 kcal/ 4 g E/ 4 g F/ 24 g KH/ 1,4 g Ba/ 2 BE/
Lipaseeinheiten: 8000
Für die Sultaninen werden pro Schnecke 0,25 BE dazugerechnet.

Tipp
Zur besseren Verträglichkeit die Schnecken 1 Tag vor dem Verzehr backen. Vor dem Servieren kurz auf dem Toaster aufbacken.

▶ **Für 20 Stück**
Preisgünstig
⏱ 2 Stunden + 20 Min. Backzeit
500 g Mehl
250 ml Milch (1,5 % Fett)
1 Würfel Hefe
60 g Zucker
50 g weiche Margarine
1 Ei
1 Pr. Salz
500 g Äpfel, z. B. Boskop oder Elstar (geschält und geputzt 400 g)
1 EL Zitronensaft
50 g Haselnüsse (gehackt oder gemahlen)
1 – 2 TL Zimt
etwas flüssiger Süßstoff
etwas Puderzucker
Je nach Verträglichkeit noch
75 g Sultaninen, etwas Milch

GEBÄCK

KUCHEN UND GEBÄCK

Gebäck

Heidelbeerküchlein mit Zimtstreuseln

Etwas aufwendig, aber sehr lecker und gut abzuwandeln.

▶ **Für 8 Stück**
Geht schnell ⊙ 30 Min. + 15 Min. Backzeit
Für den Quark-Öl-Teig: 125 g Magerquark · 40 g Zucker · etwas Bourbon-Vanillepulver · abgeriebene Schale von ½ unbehandelten Zitrone · 5 EL Milch (1,5 % Fett) · 2 EL Sonnenblumenöl · 200 g Mehl · ½ Packung Backpulver · 250 g Heidelbeeren (frisch oder tiefgekühlt)
Für die Streusel: 4 Scheiben Zwieback (40 g) · 25 g Halbfettbutter · 1 EL Mehl · ½ TL Zimt

- Für den Teig den Quark mit dem Zucker, Vanille, Zitronenschale, Milch und Öl gut verrühren. Mehl mit Backpulver mischen und nach und nach zunächst mit dem Handrührgerät unterrühren, dann von Hand unterkneten. Nicht zu lange kneten, der Teig klebt sonst schnell.
- Frische Heidelbeeren waschen und abtropfen lassen. Tiefgekühlte Früchte etwas antauen und abtropfen lassen. Den Backofen auf 180 Grad Umluft vorheizen. Auf einer bemehlten Arbeitsfläche den Teig zu einer Rolle formen, diese in 8 Teile schneiden und daraus Kreise von ca. 12 cm Durchmesser ausrollen. Die Taler auf 2 mit Backpapier ausgelegte Backbleche legen.
- Für die Streusel den Zwieback in einem kleinen, gut verschlossenen Plastikbeutel mit einem Nudelholz fein zerbröseln. Mit den übrigen Zutaten zu Streuseln verkneten. Die Beeren auf dem Teig verteilen. Große, frische Früchte evtl. halbieren, damit sie nicht vom Teig rollen. Die Streusel daraufstreuen. Die Küchlein ca. 15 Min. backen.

▶ **Variante**
Die Küchlein gelingen auch prima mit gedünsteten Apfel- oder Birnenscheiben.

Nährwerte pro Stück
195 kcal/ 5,9 g E/ 5 g F/ 31 g KH/ 2,5 g Ba/ 2,5 BE/
Lipaseeinheiten: 10 000

Apfelschnitten

Ein leckerer und saftiger Blechkuchen.

▶ **Für 1 Blech**
Preisgünstig ⊙ 45 Min. + 30 Min. Backzeit
Für den Teig: 200 g Mehl · 80 g Speisestärke · 80 g Halbfettbutter · 1 gestr. TL Backpulver · etwas abgeriebene Zitronenschale · 80 g Zucker · 1 Pr. Salz · 1 Ei · etwas Margarine zum Ausfetten
Für den Belag: 1,2 kg säuerliche Äpfel, z. B. Boskop, ersatzweise Elstar oder Jonagold (geschält und geputzt (900 g) · Saft von 1 Zitrone · 1 Packung Vanillepuddingpulver · 400 ml Apfelsaft (ohne Zuckerzusatz) · etwas flüssiger Süßstoff

- Für den Teig Mehl, Stärke und Backpulver in einer Schüssel mischen, die restlichen Zutaten dazugeben und alles zu einem glatten Teig kneten. Ein Backblech fetten, den Teig darauf verteilen und mit den Händen leicht andrücken. Den Backofen auf etwa 160 Grad Umluft (Ober-/Unterhitze 175 Grad) vorheizen.
- Für den Belag die Äpfel waschen, schälen, halbieren, entkernen, grob raspeln und mit dem Zitronensaft mischen. Das Puddingpulver mit ein paar Löffeln des Apfelsafts anrühren und den restlichen Saft in einem Topf aufkochen. Das angerührte Pulver unter Rühren dazugeben und kurz aufkochen lassen.
- Die geraspelten Äpfel unterheben und die Masse nach Geschmack mit etwas Süßstoff abschmecken. Auf dem Teig verteilen und glatt streichen. Den Kuchen auf der mittleren Schiene 30 Min. backen. Das Backblech auf ein Kuchengitter stellen und Kuchen abkühlen lassen. Erst dann in Stücke schneiden.

Nährwerte pro Stück (bei 20 Stücken)
125 kcal/ 1,8 g E/ 2 g F/ 23 g KH/ 1,3 g Ba/ 2 BE/
Lipaseeinheiten: 4000

▶ Heidelbeerküchlein mit Zimtstreuseln

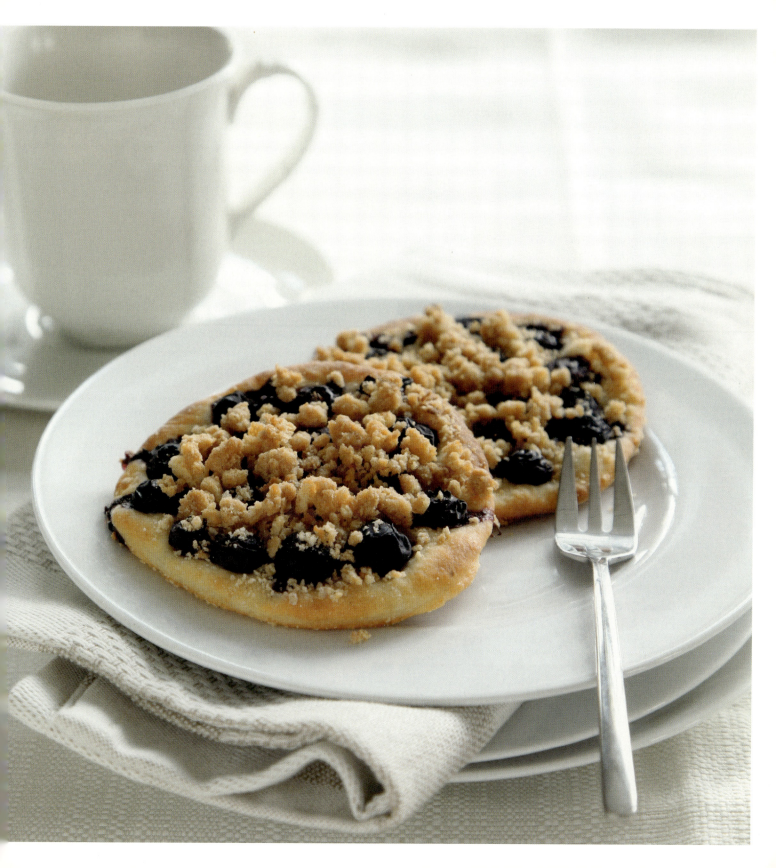

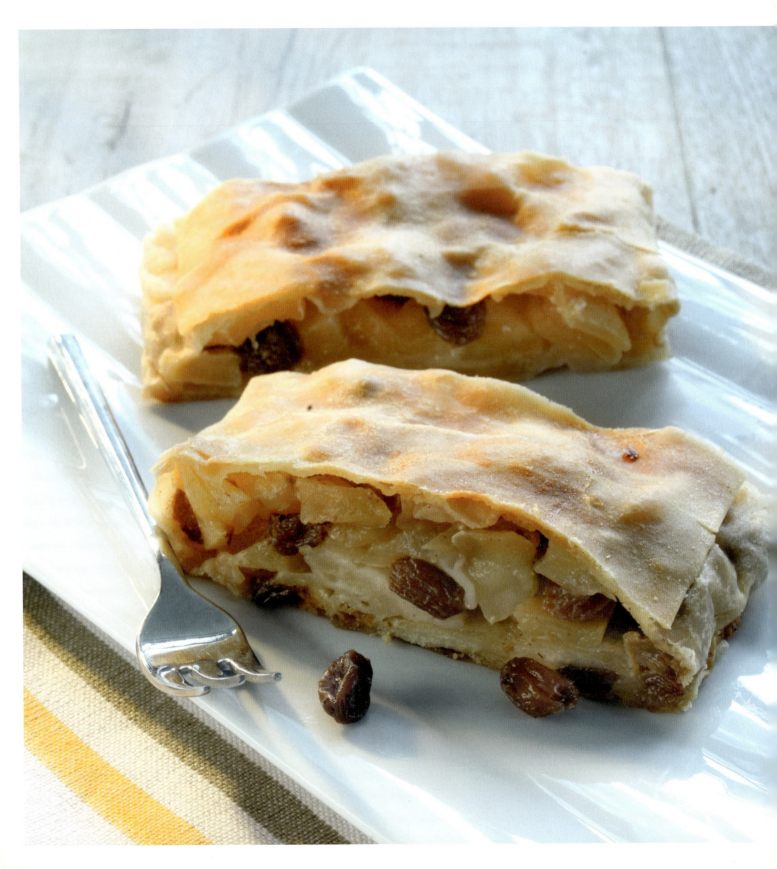

Apfelstrudel

Der Klassiker – eher etwas für geübte Bäcker/-innen.

- Für den Teig Mehl, Öl und Wasser gründlich zu einem glatten Teig verkneten. Das Wasser nach und nach zugeben, die benötigte Menge kann etwas variieren. Den Teig unter einer Plastikschüssel etwas ruhen lassen. Den Backofen auf etwa 175 bis 200 Grad Ober-/Unterhitze (Umluft 160 bis 180 Grad) vorheizen.
- Die Äpfel waschen, schälen, vierteln und entkernen. Die Viertel in dünne Scheiben schneiden. Große Äpfel vorher noch in Achtel teilen. Mit dem Zitronensaft, dem Zimt und gegebenenfalls mit Sultaninen und Mandelblättchen mischen.
- Ein großes Geschirrtuch ausbreiten und mit etwas Mehl bestäuben. Den Teig darauf sehr dünn zu einem Rechteck ausrollen und, wenn es geht, etwas mit den Händen »ausziehen«. Die Butter schmelzen, den Teig damit bepinseln (etwas für die Oberfläche zurücklassen) und dann die Füllung auf ca. ⅔ der längeren Teigfläche verteilen. An den Seiten jeweils 2 cm frei lassen.
- Den Strudel von der Längsseite her aufrollen und die Ränder gut zusammen drücken. Auf ein mit Backpapier belegtes Backblech legen und mit der restlichen Butter bepinseln. Den Strudel auf der mittleren Schiene 45–50 Min. backen. Den Strudel lauwarm servieren.

▶ **Das passt dazu**
Je nach Verträglichkeit passt dazu etwas geschlagene Sahne oder, wenn es die BE-Berechnung zulässt, eine Vanillesauce.

Nährwerte für 1 Stück ohne Sultaninen und Mandeln (bei 16 Stücken)
135 kcal / 1,9 g E / 6 g F / 18 g KH / 1,4 g Ba / 1,5 BE /
Lipaseeinheiten: 12 000
Für die Sultaninen werden pro Portion noch 0,25 BE dazugerechnet.

▶ **Für 1 Strudel**
Braucht etwas mehr Zeit
⏲ 1 Stunde + 50 Min. Backzeit

- 250 g Mehl
- 4 EL Rapsöl
- 100 ml Wasser
- 1 kg Äpfel, z. B. Boskop oder Elstar (geschält und geputzt 750 g)
- 1 EL Zitronensaft
- 50 g Butter oder Margarine
- Zimt nach Geschmack
- Je nach Verträglichkeit noch
- 60 g Sultaninen, 40 g gehobelte Mandeln

KUCHEN UND GEBÄCK

Quark-Apfel-Kuchen

Etwas aufwendiger, aber das leckere Backergebnis belohnt für die Mühe.

▶ **Für 1 Blech**
Preisgünstig ⏱ **30 Min. + 1 Stunde Backzeit**
Für den Quark-Öl-Teig: 150 g Magerquark · 6 EL Milch (1,5 % Fett) · 6 EL Rapsöl · 75 g Zucker · Bourbon-Vanillepulver · 300 g Mehl · 1 Packung Backpulver
Für den Belag: 1,2 kg Äpfel, z. B. Boskop oder Elstar (geschält und geputzt 900 g) · 1 EL Zitronensaft · 100 g Margarine · 70 g Zucker · Bourbon-Vanillepulver · 3 Eier · ½ Fläschchen Zitronenaroma · 500 g Magerquark · 40 g Hartweizengrieß
Je nach Verträglichkeit noch 50 g Mandelblättchen

- Für den Teig Quark mit Milch, Öl, Zucker und Vanille glatt rühren. Mehl mit Backpulver mischen, etwa die Hälfte unter das Quarkgemisch rühren, den Rest unterkneten. Ein Backblech einfetten oder mit Backpapier auslegen und den Teig darauf ausrollen.
- Für die Füllung die Äpfel waschen, schälen, vierteln und entkernen, dann in feine Scheiben schneiden und mit dem Zitronensaft mischen. Die Apfelscheiben auf dem Teig verteilen. Den Backofen auf 170 Grad Ober-/Unterhitze (Umluft 155 Grad) vorheizen.
- Die Eier trennen, das Eiklar zu Schnee schlagen. Die Eigelbe mit der Margarine, dem Zucker, Vanille und Zitronenaroma schaumig rühren. Den Quark und den Grieß unterrühren und zum Schluss den Eischnee locker unterheben. Die Quarkmasse auf den Äpfeln verteilen und glatt streichen. Nach Belieben die Mandelblättchen daraufstreuen.
- Den Kuchen auf der mittleren Schiene etwa 1 Stunde backen. Den Kuchen auf dem Blech abkühlen lassen.

Nährwerte pro Stück ohne Mandelblättchen (bei 20 Stücken)
210 kcal/ 7,5 g E/ 8 g F/ 28 g KH/ 1,5 g Ba/ 2,5 BE/
Lipaseeinheiten: 16 000

Silberkuchen

Ein schneller, leckerer Kuchen bei dem übrig gebliebenes Eiklar verwendet werden kann.

▶ **Für 1 Kuchen**
Gelingt leicht ⏱ **10 Min. + 50 Min. Backzeit**
8 Eiklar · 200 g Butter oder Margarine · 200 g Zucker · etwas Bourbon-Vanillepulver · 125 g Mehl · 125 g Maismehl · 1 Packung Backpulver

- Den Backofen auf 175 Grad Ober-/Unterhitze (Umluft 160 Grad) vorheizen. Eine Kastenform ausfetten und dünn mit Mehl bestäuben. Das Eiklar steif schlagen.
- Butter mit Zucker und Vanille schaumig rühren, beide mit Backpulver vermischten Mehlsorten sowie die Hälfte des Eischnees unterrühren. Den restlichen Eischnee locker unterheben. Den Teig in die Kastenform füllen und glatt streichen. Den Kuchen auf der unteren Schiene 40–50 Min. backen.

▶ **Variante**
Der Silberkuchen kann sehr gut als Ersatz für den klassischen Biskuitteig verwendet werden, z. B. in einer Springform gebacken als Boden für einen Obstkuchen. Dann genügt das halbe Rezept. Möglich ist auch, das ganze Rezept in einer Springform zu backen, in 2–3 Böden zu schneiden und teilweise einzufrieren. Das spart Zeit und Energie. Backen Sie die halbe Menge, verringert sich die Backzeit um 10–15 Min.

Nährwerte für 1 Scheibe (bei 20 Scheiben)
160 kcal/ 2,7 g E/ 8 g F/ 18 g KH/ 0,8 g Ba/ 1,5 BE/
Lipaseeinheiten: 16 000

Tipp
Eiklar lässt sich gut einfrieren und so sammeln, bis Sie die benötigte Menge zusammenhaben.

▶ Quark-Apfel-Kuchen

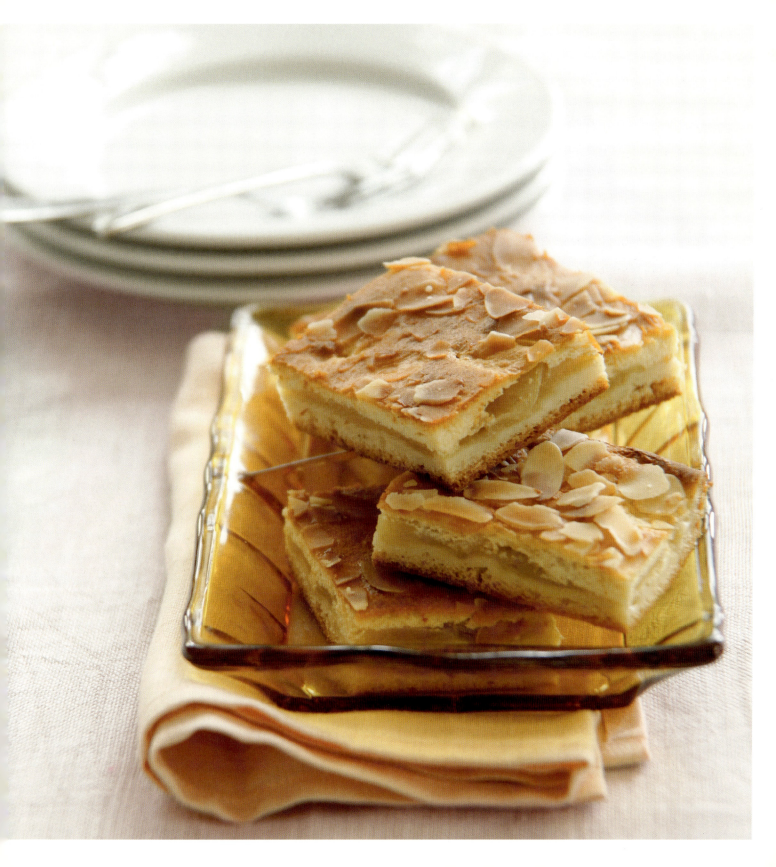

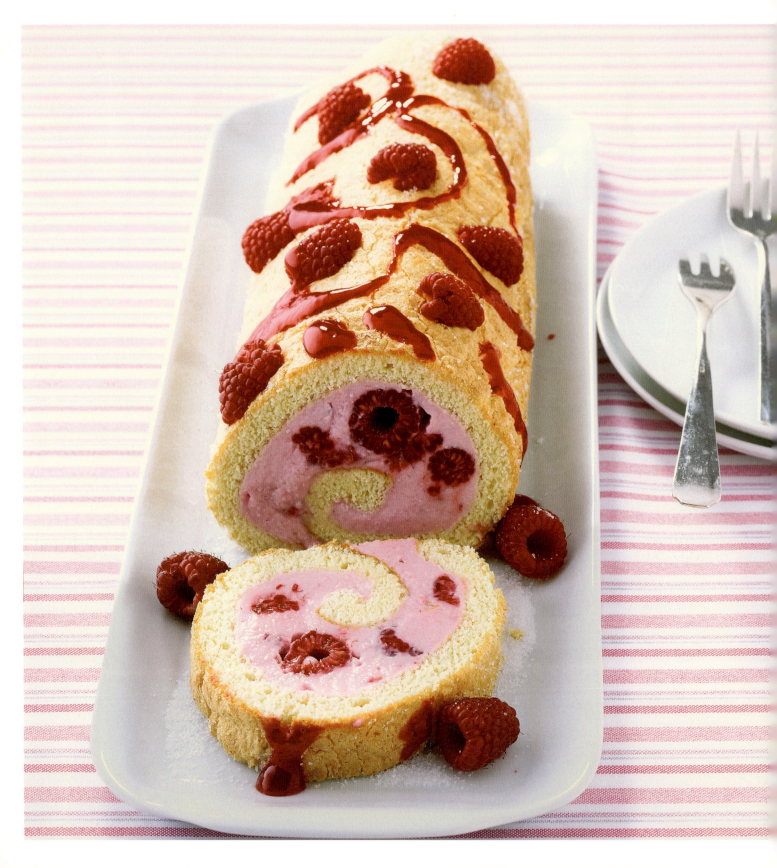

Vanille-Himbeer-Biskuitrolle

Die Rolle sieht nicht nur herrlich aus, sondern schmeckt auch wunderbar!

- Ein Backblech mit Backpapier auslegen. Für den Teig die Eier trennen, die Eigelb mit Zucker und Wasser sehr schaumig schlagen, Eiweiß zu Schnee schlagen. Eischnee auf die Eigelbcreme geben, darauf das Mehlgemisch sieben und alles locker mit einem Schneebesen unterheben. Den Teig mit einem Teigschaber glatt auf dem Backblech verteilen und den Biskuit bei 200 Grad Ober-/Unterhitze (Umluft 180 Grad) etwa 10–15 Min. backen.
- Nach der Backzeit den Teig vom Blech auf ein feuchtes Geschirrhandtuch oder eine Silikon-Backunterlage stürzen, Backpapier vorsichtig abziehen und den Biskuit schnell von der Längsseite her locker in das Tuch einrollen. Abkühlen lassen.
- Für die Füllung aus Milch und Puddingpulver laut Packungsanweisung einen Pudding kochen, den Zucker allerdings weglassen. Etwas abkühlen lassen und dabei immer wieder umrühren. Frische Himbeeren verlesen, vorsichtig waschen und abtropfen lassen. Tiefgekühlte Früchte etwas auftauen lassen.
- Gelatine in einem kleinen Topf in kaltem Wasser einweichen. Den Quark mit dem Rührgerät glatt rühren, Pudding unterrühren, mit Süßstoff abschmecken. Die Gelatine ausdrücken, in dem Topf bei milder Hitze auflösen, 1 Löffel der Quarkcreme unter die Gelatine rühren, dann diese Masse unter die Quarkcreme rühren. Circa ⅓ der Creme zurücklassen, unter den Rest die Himbeeren heben, davon 16 Stück zum Verzieren zurücklassen.
- Den Biskuit vorsichtig auseinanderrollen, mit der Himbeercreme bestreichen und wieder zu einer Rolle aufrollen. Mit der restlichen Creme außen glatt einstreichen, mit Himbeeren und den Melisseblättchen garnieren und ca. 3 Stunden kühl stellen.

Nährwerte pro Stück (bei 16 Stücken)
125 kcal/ 6,4 g E/ 3 g F/ 17 g KH/ 1,2 g Ba/ 1,5 BE/
Lipaseeinheiten: 8000

▶ **Für 1 Rolle**
Gut vorzubereiten
⏱ **1 Stunde + 3 Stunden Kühlzeit**
Für den Biskuitteig:
3 Eier
3 EL warmes Wasser
100 g Zucker
1 Pr. Bourbon-Vanillepulver
60 g Mehl
60 g Speisestärke
½ geh. TL Backpulver
Für die Füllung:
250 ml Milch (1,5 % Fett)
1 Packung Vanillepuddingpulver
500 g Magerquark
350 g Himbeeren
(frisch oder tiefgekühlt)
2 Blatt weiße Gelatine
flüssiger Süßstoff nach
Geschmack
Melisseblättchen

TORTE

Frischkäse-Beeren-Torte

Einfach, ohne Backen und erfrischend an heißen Sommertagen.

▶ **Für 1 Torte**
Gut vorzubereiten
⏱ **30 Min. + 4 Stunden Kühlzeit**

- 200 g Löffelbiskuits ohne Zuckerkruste (Kinderlöffelbiskuits)
- 120 g zerlassene, etwas abgekühlte Halbfettbutter
- 300 g Himbeeren, Heidelbeeren und Erdbeeren (frisch oder tiefgekühlt)
- 10 Blatt weiße Gelatine
- 600 g fettarmer Frischkäse
- 300 g Naturjoghurt (1,5 % Fett)
- 200 ml Orangensaft (ohne Zuckerzusatz)
- ½ TL Bourbon-Vanillepulver
- 4 TL flüssiger Süßstoff

- Eine Tortenunterlage aus Papier auf eine Tortenplatte legen und den geschlossenen Rand einer Springform (Ø 26 cm) daraufstellen. Die Löffelbiskuits in einem verschlossenen Gefrierbeutel mit einem Nudelholz zerbröseln, in eine Schüssel geben und mit der Butter verrühren. Die Masse gleichmäßig in dem Springformrand verteilen und mit einem Esslöffel gut andrücken.
- Für den Belag die frischen Beeren verlesen, Erdbeeren putzen und waschen. Himbeeren extra waschen, sie sind sehr empfindlich. In einem Sieb gut abtropfen lassen. Große Erdbeeren in mundgerechte Stücke schneiden. Tiefgekühlte Früchte etwas auftauen lassen.
- Die Gelatine in einem kleinen Topf mit kaltem Wasser einweichen. Frischkäse und Joghurt mit einem Handrührgerät glatt rühren, mit Vanillepulver und Süßstoff abschmecken. Die ausgedrückte Gelatine in dem Topf bei milder Hitze auflösen und mit dem Orangensaft verrühren. Dieses Gemisch langsam unter die Frischkäsemasse rühren. Kühl stellen, bis sie anfängt zu gelieren. (Bei Verwendung von TK Früchten kann der Saft vom Auftauen mit verwendet werden, dann entsprechend weniger Orangensaft nehmen.)
- Einige Beeren zum Garnieren beiseitelegen, restliche Früchte vorsichtig unter die gelierende Masse heben und gleichmäßig auf dem Bröselboden verteilen und glatt streichen. Die Torte abgedeckt mindestens 4 Stunden kalt stellen.
- Mit einem Messer vorsichtig den Springformrand lösen, öffnen und von der Torte entfernen. Die Torte mit einem Messer oder Tortenteiler in 16 Stücke einteilen und mit den restlichen Beeren garnieren.

Nährwerte pro Stück (bei 16 Stücken)
150 kcal/ 8,1 g E/ 7 g F/ 14 g KH/ 0,7 g Ba/ 1 BE/
Lipaseeinheiten: 14 000

Tipp

Die Beeren können beliebig gemischt oder auch nur eine Sorte verwendet werden. Da die Torte sehr gut mit tiefgekühlten Beeren gelingt, bereichert sie auch im Winter die Kaffeetafel durch ihre Fruchtigkeit und Leichtigkeit.

Quarktorte mit Mandarinen

Eine erfrischende und feine Torte, die im Nu zubereitet ist.

- Den Springformboden (Ø 26 cm) mit Backpapier auslegen. Den Rand nicht fetten. Den Backofen auf 180 Grad bei Ober-Unterhitze (Umluft 160 Grad) vorheizen. Für den Teig Eier und Wasser mit dem Handrührgerät auf höchster Stufe 1 Min. schaumig schlagen. Zucker und Vanille einstreuen und noch 3 Min. weiterschlagen.
- Mehl mit Stärke und Backpulver mischen, auf die Eiercreme sieben und mit einem Schneebesen locker unterheben. Teig in die Springform füllen und glatt streichen. Biskuit auf der mittleren Schiene etwa 20 Min. backen.
- Nach der Backzeit den Biskuit aus der Form lösen, auf ein Kuchengitter stürzen, das Papier abziehen, abkühlen lassen. Dann den Boden auf eine Tortenplatte legen und einen Tortenring oder Springformrand darumstellen.
- Die Mandarinen in einem Sieb gut abtropfen lassen, den Saft dabei auffangen und 125 ml abmessen. Gelatine in einem kleinen Topf in kaltem Wasser einweichen. Quark mit Saft und Süßstoff verrühren, die ausgedrückte Gelatine in dem Topf bei milder Hitze auflösen, 1 Löffel der Quarkmasse unter die Gelatine rühren, dann die Gelatine langsam unter die Quarkmasse rühren.
- 16 schöne Mandarinenfilets zum Verzieren beiseitelegen. Die Sahne steif schlagen (nach Belieben etwas zum Verzieren zurücklassen) und mit den Mandarinen locker unter den Quark heben. Die Masse auf dem Tortenboden verteilen, mit den Mandarinen und der Sahne verzieren und ca. 3 Stunden kühl stellen. Den Tortenring mit einem Messer lösen und entfernen.

▶ Variante

Anstelle von Mandarinen kann man auch Aprikosen oder Pfirsiche aus der Dose ohne Zuckerzusatz nehmen. Diese muss man dann in kleine Würfel und für die Verzierung in 16 Spalten schneiden.

Nährwerte pro Stück (bei 16 Stücken)
115 kcal/ 5,3 g E/ 5 g F/ 12 g KH/ 0,3 g Ba/ 1 BE/
Lipaseeinheiten: 10 000

▶ Für 1 Torte
Gut vorzubereiten
⊙ 45 Min. + 3 Stunden Kühlzeit
Für den Biskuitteig:
2 Eier
2 EL warmes Wasser
75 g Zucker
 Bourbon-Vanillepulver
40 g Mehl
40 g Speisestärke
½ gestr. TL Backpulver
Für die Füllung:
2 Dosen Mandarinen (ohne Zuckerzusatz, Abtropfgewicht 175 g)
10 Blatt weiße Gelatine
500 g Cremequark (0,2 % Fett)
125 ml Mandarinensaft (aus der Dose)
200 ml Sahne
3 TL flüssiger Süßstoff

Rezeptverzeichnis

Apfel-Zimt-Schnecken   103
Apfelmüsli   34
Apfelquark   88
Apfelschnitten   104
Apfelstrudel   107
Aprikosenknödel   94
Asia-Nudeln mit Hähnchenbrust   61

Balsamico-Dressing   84
Basilikumpesto   84
Beerentiramisu   90
Biskuitplätzchen   101
Brokkoli-Kürbis-Fussili   66
Bunter Gemüseauflauf   67

Camembert-Möhren-Aufstrich   36
Chicorée-Auflauf mit Schinken   63
Chinakohlröllchen   59
Chinesischer Gemüsewok   74
Couscoussalat   52

Dickmilch auf Mandarinengelee   92

Eingelegtes Gemüse   50

Fadennudelkuchen   79
Fenchel-Tomaten-Topf mit Pinienkernen   75
Filetrollen am Spieß   63
Fischfilet mit Zucchini und Tomaten   66
Fitburger   51
Frischkäse-Beeren-Torte   112
Fruchtiges Mangodessert   89
Gedünstete Apfelspalten
   mit Vanillesauce   91
Gedünstete Birne auf
   Schokoladensauce   91
Gefüllte Kartoffeln   74
Gefüllte Pfannkuchen-Spieße   51
Gelbe Grütze   92
Gemüse-Reis-Pfanne   75
Gemüselasagne   69
Gewürzlaible   40
Grießbrei   34
Grießnocken mit Apfelkompott   97
Gulasch aus dem Bratschlauch   61

Hühnersuppe mit Nudeln   45
Haferflockenbrötchen   37
Haferflockenplätzchen   100
Haferfrühstück mit Mango   34
Hefezopf   40
Heidelbeerküchlein mit Zimtstreuseln   104
Herzoginkartoffeln   79

Italienischer Kartoffelpüree-Auflauf   56

Kürbis mit Dill   82
Kürbisbrot   39
Kürbiscremesuppe   42
Kalbsragout mit Spargel und Erbsen   62
Kartoffel-Sellerie-Püree   78
Kartoffel-Spargel-Salat mit Kerbel   55
Kartoffel-Thymian-Knödel mit Mangold   72
Kartoffelbrezeln   37
Kartoffelbuletten   78
Kartoffelsuppe mit Schinken   44
Kartoffeltaler   78
Kefir-Kresse-Brötchen   39
Klopse mit Tomatensauce und Dillgurken   59
Kohlrabi mit Hirsefüllung   69
Kräuter-Joghurt-Dressing   83
Kresse-Gurken-Suppe   47

Lachs-Zucchini-Tagliatelle   66
Lachsfilet mit Spargel   64

Möhrencremesuppe mit Hähnchen   44
Möhrenmuffins   101
Marmorplätzchen   101
Mediterraner Puten-Hackbraten   62
Milchreis   35

Nudel-Eierstich mit Basilikumsauce   67

Pangasiusfilet mit Tomatengemüse   64
Party Hot Dogs   47
Polentawürfel mit Tomatendip   52
Porridge mit Erdbeeren und Joghurt   32
Putenbrust auf Toast mit Mango   48

Quark-Apfel-Kuchen   108
Quarkcreme mit Basilikum-Erdbeeren   86
Quarktorte mit Mandarinen   113
Quellreis   83

Radieschen-Kresse-Quark   36
Ratatouille   80
Reiskonfekt mit Joghurtdip   55
Rinderbrühe   45
Rindfleischsuppe   47
Rote Bete mit Mozzarella   51
Rote Grütze mit Vanillejoghurt   88
Rote-Bete-Rösti mit Sauerrahmdip   72

Sanddornquark   89
Selbstgeschabte Spätzle   80
Semmelknödel   79
Sesamkartoffeln   76
Silberkuchen   108
Spargel-Kartoffel-Hähnchen-Topf   61

Tafelspitz mit Kräuter-Joghurt-Sauce   60
Teigtaschen mit Spinat   70
Tiramisu   89
Tomaten-Basilikum-Quark   36
Tomatenrisotto   83
Tomatensuppe mit Fleischklößchen   44
Topfenauflauf   97
Tortilla-Happen mit Forelle   48

Vanille-Quarkflammeri   88
Vanille-Himbeer-Biskuitrolle   111
Verlorene Eier auf Blattspinat   70

Waffeln   98
Windbeutel mit Erdbeeren und Quark   102

Zitronen-Vinaigrette   84

Stichwortverzeichnis

A
Abszess 12
Alkohol 10
Amylase 10
Aufspaltung 8

B
Bauchschmerzen 11
Bauchspeichel 9
Bauchspeicheldrüse 9
Bewegung 16
Bikarbonat 9
Blähungen 11, 15, 18
Blutzuckerschwankung 10
BMI 16
Bratschlauch 20
Broteinheit 21
Bypass 13

C
Chemotherapie 11
Chymotrypsin 10

D
Diabetes 11, 21
Diätberatung 15–16
Dünndarm 8
Durchfall 11, 18

E
Enterokinase 10
Enukleation 14
Enzymkapseln 11
Enzympräparate
 – Granulat 17
 – Kapseln 17
 – Lipaseeinheiten 17
ERCP 12

F
Fett 20
Fettsäuren, mittelkettige 19
Fettstoffwechselstörung 10
Fettstuhl 11

G
Gallenflüssigkeit 8–9
Gallensteine 12
Gelbsucht 11
Glucagon 14
Glukagon 10
Glukose 10

H
Hormonproduktion 11

I
Insulin 9

K
Kohlenhydrateinheit 21

L
Lebensmittelpyramide 16
Leichte Vollkost 15
Lipase 10
Lipaseeinheit 18

M
Magenpförtner 8
Magensäure 8
Maltodextrin 17, 19
MCT-Fette 19, 26
Meteorismus 11
Mineralien 9
Mukoviszidose 10

N
Nebenschilddrse 10
Nikotin 10

O
Oberbauchschmerz 12
Omega-3-Fettsäuren 16

P
Pankreas divisum 10, 12
Pankreaskarzinom 11
Pankreaskopf 9, 13

Pankreaskopfresektion,
 nach Kausch/Whipple 13
Pankreasschwanz 13
Pankreastumor 11
Pankreaszysten 13
Pankreatektomie 14
Pankreatitis
 – akute 12
 – chronische 10
Papilla Vateri 9
Papillenplastik 14
Pepsin 10
Pflanzenöle 26
Pseudozysten 12

S
Sekundäre Pflanzenstoffe 26
Sodbrennen 11
Speichelamylase 10
Stent 12
Süßstoffe 19

T
Thrombose 11
Trinknahrung 17
Trypsin 10
Trypsinogen 10

U
Übelkeit 11
Untergewicht 17

V
Verdauungsenzyme 9
Völlegefühl 11

Z
Zucker 21
Zwölffingerdarm 8–9

IMPRESSUM

Bibliografische Information der Deutschen Nationalbibliothek
Die Deutsche Nationalbibliothek verzeichnet diese Publikation in der Deutschen Nationalbibliografie; detaillierte bibliografische Daten sind im Internet über http://dnb.d-nb.de abrufbar.

Programmplanung: Uta Spieldiener

Redaktion und Bildredaktion: Anja Fleischhauer

Umschlaggestaltung und Innenlayout:
Cyclus · Visuelle Kommunikation, Stuttgart

Bildnachweis:
Umschlagfoto vorn: Stockfood
Umschlagfotos hinten: Chris Meier, Stuttgart
Fotos im Innenteil: Chris Meier, Stuttgart: S. 2, 4, 16, 19, 25 (Kräutersalz), 25 (Konfitüre), 28, 30, 31 (Salz), 33, 35, 38, 41, 43, 46, 49, 50, 53, 54, 57, 58, 60, 65, 68, 71, 73, 77, 81, 82, 87, 90, 93, 95, 96, 99, 100, 105, 106, 109, 110; JPC-PROD-Fotolia.com: S. 6; Emotive/F1online: S. 17; Corbis: S. 21 (Obst), S. 21 (Kresse), S. 22 (Milch), 22 (Butter), 23 (Gebäck); Fancy Healthy Food: S. 22 (Fisch), 22 (Eier), 23 (Kartoffeln); Photodisc: S. 21 (Wasserglas); Clipart: S. 23 (Sojadrink), 23 (Nüsse); Darius Dzinnik-Fotolia.com: S. 31 (Frikadellen); Onoky/f1online: S. 23 (Brot); Thomas Möller, Stuttgart: 22 (Fleisch)
Illustrationen: S. 9 Renate Stockinger

Die abgebildeten Personen haben in keiner Weise etwas mit der Krankheit zu tun.

1. Auflage 2013

© 2013 TRIAS Verlag in
MVS Medizinverlage Stuttgart GmbH & Co. KG
Oswald-Hesse-Straße 50, 70469 Stuttgart

Printed in Germany

Repro: Ziegler und Müller, Kirchentellinsfurt
Satz: Ziegler und Müller, Kirchentellinsfurt
gesetzt in: APP/3B2, Version 9.1 Unicode
Druck: AZ Druck und Datentechnik GmbH, Kempten

Gedruckt auf chlorfrei gebleichtem Papier

ISBN 978-3-8304-3523-5   1 2 3 4 5 6

Auch erhältlich als E-Book:
eISBN (PDF) 978-3-8304-6563-8
eISBN (ePub) 978-3-8304-6559-1

Wichtiger Hinweis: Wie jede Wissenschaft ist die Medizin ständigen Entwicklungen unterworfen. Forschung und klinische Erfahrung erweitern unsere Erkenntnisse, insbesondere was Behandlung und medikamentöse Therapie anbelangt. Soweit in diesem Werk eine Dosierung oder eine Applikation erwähnt wird, darf der Leser zwar darauf vertrauen, dass Autoren, Herausgeber und Verlag große Sorgfalt darauf verwandt haben, dass diese Angabe dem **Wissensstand bei Fertigstellung des Werkes** entspricht.

Die Ratschläge und Empfehlungen dieses Buches wurden von Autoren und Verlag nach bestem Wissen und Gewissen erarbeitet und sorgfältig geprüft. Dennoch kann eine Garantie nicht übernommen werden. Eine Haftung des Autors, des Verlages oder seiner Beauftragten für Personen-, Sach- oder Vermögensschäden ist ausgeschlossen.

Geschützte Warennamen (Marken) werden **nicht** besonders kenntlich gemacht. Aus dem Fehlen eines solchen Hinweises kann also nicht geschlossen werden, dass es sich um einen freien Warennamen handelt.

Das Werk, einschließlich aller seiner Teile, ist urheberrechtlich geschützt. Jede Verwertung außerhalb der engen Grenzen des Urheberrechtsgesetzes ist ohne Zustimmung des Verlages unzulässig und strafbar. Das gilt insbesondere für Vervielfältigungen, Übersetzungen, Mikroverfilmungen und die Einspeicherung und Verarbeitung in elektronischen Systemen.

Das Rezept zum Coverfoto finden Sie auf S. 47.

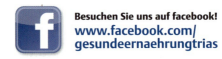

Besuchen Sie uns auf facebook!
www.facebook.com/gesundeernaehrungtrias

SERVICE

Liebe Leserin, lieber Leser,

hat Ihnen dieses Buch weitergeholfen? Für Anregungen, Kritik, aber auch für Lob sind wir offen. So können wir in Zukunft noch besser auf Ihre Wünsche eingehen. Schreiben Sie uns, denn Ihre Meinung zählt!

Ihr TRIAS Verlag

E-Mail-Leserservice: heike.schmid@medizinverlage.de

Lektorat TRIAS Verlag, Postfach 30 05 04, 70445 Stuttgart, Fax: 0711 89 31-748

Gut beraten – gesund ernährt

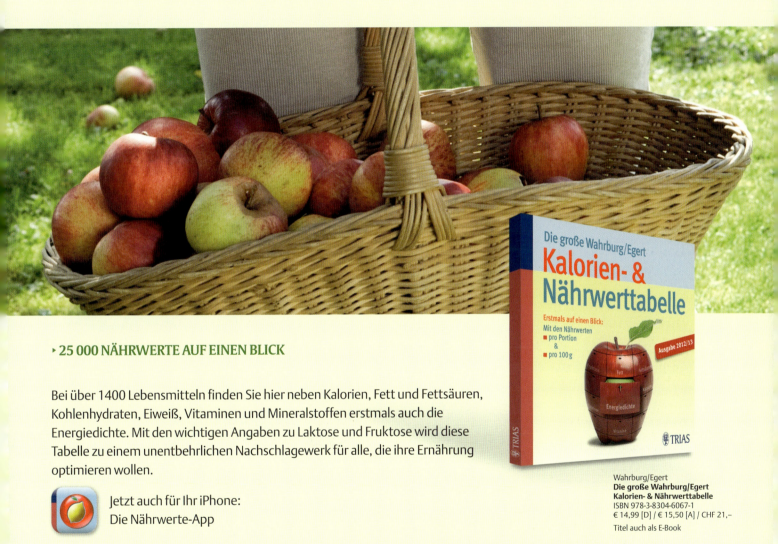

▸ 25 000 NÄHRWERTE AUF EINEN BLICK

Bei über 1400 Lebensmitteln finden Sie hier neben Kalorien, Fett und Fettsäuren, Kohlenhydraten, Eiweiß, Vitaminen und Mineralstoffen erstmals auch die Energiedichte. Mit den wichtigen Angaben zu Laktose und Fruktose wird diese Tabelle zu einem unentbehrlichen Nachschlagewerk für alle, die ihre Ernährung optimieren wollen.

Jetzt auch für Ihr iPhone:
Die Nährwerte-App

Wahrburg/Egert
Die große Wahrburg/Egert Kalorien- & Nährwerttabelle
ISBN 978-3-8304-6067-1
€ 14,99 [D] / € 15,50 [A] / CHF 21,–
Titel auch als E-Book

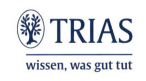

www.trias-verlag.de

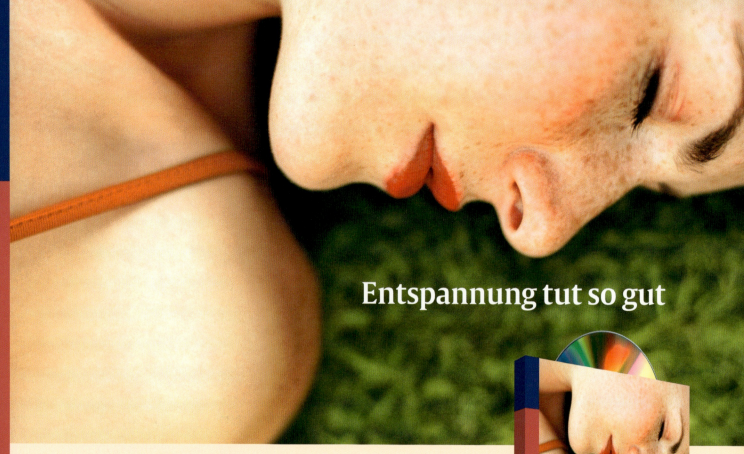

Entspannung tut so gut

▸ HÖRBÜCHER VON TRIAS

Haben Sie zu viel um die Ohren, zu wenig Zeit für sich selbst und sogar die Freizeit wird vor lauter Hektik zum Stress? Dann gönnen Sie Ihrem Körper die nötige Erholung und geben Sie Ihrer Seele eine Auszeit. Ob Feldenkrais, Autogenes Training oder Progressive Relaxation – mit den Hörbüchern von TRIAS gilt: Einlegen, zuhören, entspannen!

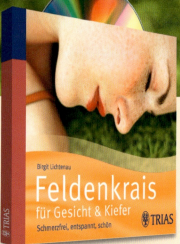

Birgit Lichtenau
Feldenkrais für Gesicht und Kiefer
€ 14,99 [D] / € 14,99 [A] / CHF 21,–
ISBN 978-3-8304-6042-8

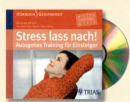

Claus Derra
Stress lass nach!
Autogenes Training für Einsteiger
€ 14,95 [D] / € 14,95 [A] / CHF 27,50
ISBN 978-3-8304-3495-5

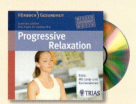

Dietmar Ohm
Stressfrei durch Progressive Relaxation
€ 14,95 [D] / € 14,95 [A] / CHF 27,50
ISBN 978-3-8304-34061

www.trias-verlag.de

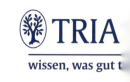

Orthomolekulare Medizin für jedermann

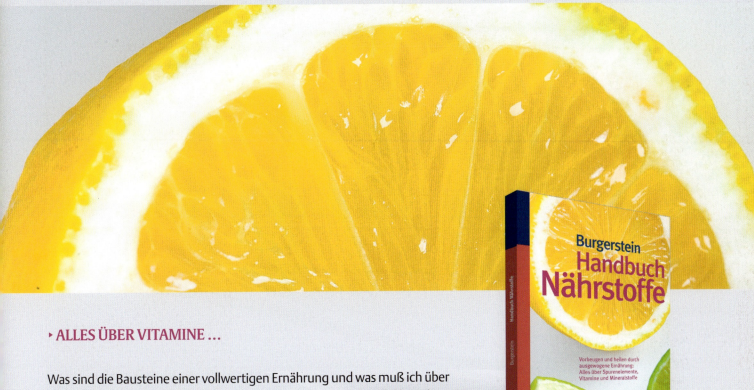

▸ ALLES ÜBER VITAMINE …

Was sind die Bausteine einer vollwertigen Ernährung und was muß ich über Nahrungsmittelzusätze wissen? Haben Frauen in Schwangerschaft und Stillzeit, Kinder, Menschen im Stress, beim Sport und im Alter besondere Nährstoffbedürfnisse? Mit welchen Nährstoffen kann ich Erkrankungen vorbeugen oder sogar heilen?

Burgerstein/Zimmermann/Schurgast
Burgerstein Handbuch Nährstoffe
€ 39,99 [D] / € 41,20 [A] / CHF 56,–
ISBN 978-3-8304-6071-8
Titel auch als E-Book

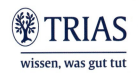

www.trias-verlag.de

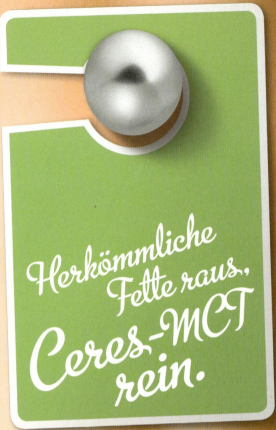

Herkömmliche Fette raus, Ceres-MCT rein.

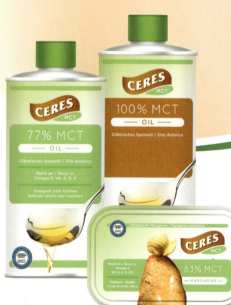

MCT-Fette können unabhängig von Bauchspeicheldrüsen-Enzymen verdaut werden. Daher können sie bei Erkrankungen der Bauchspeicheldrüse, im Rahmen der Ernährungstherapie, als eine geeignete Alternative zu herkömmlichen Fetten eingesetzt werden.

Ceres-MCT:
- reich an leicht verdaulichen mittelkettigen Fetten (MCT-Fette)
- Ceres-MCT Öl 77% und Margarine 83%: enthalten essentielle Omega 3 und 6 Fettsäuren sowie Vitamine; geeignet zum Kochen und leichten Anbraten
- Ceres-MCT Margarine 83%: geeignet auch zum Backen (bis 180°C, max. 40 min)

Jetzt registrieren!

Registrieren Sie sich auf www.ceres-mct.com und Sie erhalten ein kostenloses Musterfläschchen eines unserer MCT-Öle sowie nützliche Informationen und Rezepte rund um Ceres-MCT.

www.ceres-mct.com

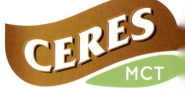

Gutes drin. Besser drauf.